全科医学临床思维训练与PBL/CBL教程

主　编　苗懿德　郑　蓉
　　　　褚　琳　路　阳

科学出版社
北　京

内 容 简 介

全科医学是以病人为中心、个体化的服务模式和在基层医疗服务场所进行的面向人群广泛的服务对象的治病救人的医疗活动。如何在全科医师培训中贯彻全科医学理念，更好地培养全科医师是目前我国全科医学教育的重要课题。以问题为导向的学习（PBL）以及以案例为导向的学习（CBL）近年来在医学教学中得到应用，但在全科医师的规范化培训中尚未应用于临床教学。作为北京市全科医师规范化培训基地的北京大学人民医院，老年医学科及全科医学教研室率先尝试将此两种教学模式应用于全科规范化培训医师的内科学临床教学中，并取得了良好效果。本书分为两章：第一章是临床真实病例，包括内科常见疾病及罕见疾病，在诊断及治疗中层层深入，理论知识点与病例相结合；第二章是为 PBL/CBL 教学编写的教案，知识系统全面。

本书突出临床内科学博大精深的知识内容，深入浅出，利于广大全科医学医师、全科医学医学生及全科医学教育工作者学习理解。

图书在版编目（CIP）数据

全科医学临床思维训练与 PBL/CBL 教程 / 苗懿德等主编．—北京：科学出版社，2015．5

ISBN 978-7-03-044351-9

Ⅰ．①全…　Ⅱ．①苗…　Ⅲ．①内科学-临床医学-教材　Ⅳ．①R4

中国版本图书馆 CIP 数据核字（2015）第 107599 号

责任编辑：胡治国　杨鹏远 / 责任校对：胡小洁

责任印制：李　彤 / 封面设计：范璧合

科学出版社出版

北京东黄城根北街 16 号

邮政编码：100717

http://www.sciencep.com

北京九州迅驰传媒文化有限公司印刷

科学出版社发行　各地新华书店经销

*

2015 年 5 月第　一　版　　开本：787×1092　1/16

2024 年 8 月第六次印刷　　印张：9 1/2

字数：219 000

定价：49.80 元

（如有印装质量问题，我社负责调换）

编委名单

主　编　苗懿德　郑　蓉　褚　琳　路　阳

编　者　苗懿德(北京大学人民医院老年医学科)
刘　杰(北京大学人民医院老年医学科)
陈陵霞(北京大学人民医院老年医学科)
孙艺红(北京大学人民医院老年医学科)
郑　蓉(北京大学人民医院老年医学科)
褚　琳(北京大学人民医院老年医学科)
魏雅楠(北京大学人民医院老年医学科)
姜　娟(北京大学人民医院老年医学科)
张庆文(北京大学人民医院老年医学科)
李　卫(北京大学人民医院老年医学科)
苏　琳(北京大学人民医院老年医学科)
宝　辉(北京大学人民医院老年医学科)
段建平(北京大学人民医院老年医学科)
康丽萍(北京大学人民医院老年医学科)
杨素敏(北京大学人民医院老年医学科)
郭　远(北京大学人民医院老年医学科)
路　阳(北京大学人民医院继续教育处)
侯志梅(新疆医科大学第二附属医院老年医学科)
翟晨辉(新疆医科大学第二附属医院老年医学科)
冯静才(北京大学人民医院老年医学科)
官春兰(北京大学人民医院老年医学科)
孙　芳(北京大学人民医院老年医学科)

前　　言

不论对初涉医坛的新手，还是对那些有相当临床经验的资深医者，临床的千变万化如同浩瀚无涯的大海，无论我们怎样积累，都会觉得它总是那样深不可测。加拿大伟大的医学哲学家、教育家 William Osler 曾经这样描述在医学之海中徜徉的感受：

To study the phenomena of disease without books is to sail an uncharted sea, while to study books without patients is not to go to sea at all。

基于这个原因，我们把这几年在临床工作中的一部分案例拿出来与大家分享，希望在某些迷茫的时刻，能够给大家一些帮助和启迪。

本书的前半部分为临床思维训练，编者提供的案例都较为复杂，在不断完善诊断的过程中，有时迷惑不解，有时跌宕起伏，有时峰回路转，充分体现了实际临床工作的戏剧性，与教科书相比是何等丰富，而积累这些临床经验则需要一个漫长的过程。

本书的后半部分是作者为 PBL 和 CBL 编写的教程，特别选择了一部分适合教学的典型病例，希望全科医学的教学团队能以此教程为借鉴，积极体验和丰富临床带教工作经历，进而带动全科医学教学团队的进步和提升。

苗懿德
北京大学医学部全科医学学系副主任、硕士生导师
北京大学人民医院全科教研室主任
北京大学人民医院老年医学科主任、教授
2015 年 1 月

目　　录

第一章　全科医学临床思维训练

一例不明原因发热的临床诊治

[病情简介]

主诉与现病史：患者，女性，78岁，主因"发热2周"收入院。患者入院前2周无明显诱因出现发热，体温升至38℃以上，最高39℃，伴畏寒、寒战，自服退热药后第二日晨起体温恢复正常。此后每日午后、傍晚开始发热，体温达38℃，第二日晨体温可恢复正常。发热时间断出现寒战，伴有咳嗽、咳痰，咳嗽不剧烈，咳痰为白色黏痰，量不多，伴有乏力、全身酸痛、双下肢轻度水肿。入院前1周，于我院急诊就诊，查血常规：WBC 6.49×10^9/L、NE 50.8%、Hb 87g/L↓、PLT 109×10^9/L、CRP 77mg/L↑；生化：AST 41U/L、ALT 33U/L、CRE 72μmol/L、电解质正常；胸片：双下肺纹理增多。予莫西沙星、痰热清治疗后，仍每日午后、傍晚出现发热；3天后换哌拉西林/他唑巴坦钠抗炎，体温无变化。入院前1日体温波动在38~38.8℃，转至外院住院，医生查体时发现腹部压痛明显，并出现左侧膝关节疼痛。为进一步诊治收入老年科。患者转入老年科病房后出现畏寒、寒战，体温升至38.8℃。患者发病以来，无鼻塞、咽痛，无尿频、尿急、尿痛，无腹痛、恶心、呕吐、腹泻，大便每日1~2次，为酱红色稍稀便，无关节疼痛，无皮疹。精神、食欲、睡眠差，小便如前，体重无明显变化。

既往史与个人史：脂肪肝16年。白内障13年。13年前因左卵巢浆液性囊腺癌Ⅰa期行全子宫双附件切除术，术后化疗数次。左膝骨关节炎、左膝游离体取出术后8年。腰椎病5年。冠心病支架术后4年，长期规律服用阿司匹林抗凝治疗。结肠息肉3年。否认高血压、糖尿病、脑梗死病史。发病前无外地居住、旅游史，家中及邻居无饲养宠物，无食用生肉及特殊食物史。家族史无殊。

查体：体温38.8℃，脉搏75次/min，呼吸18次/min，血压120/60mmHg。神志清楚，贫血貌，全身浅表淋巴结未及肿大。双肺呼吸音粗，右下肺背部可闻及少量湿啰音，心律齐，心率75次/min，各瓣膜听诊区未闻及杂音。腹平软，下腹部压痛，左下腹为著，无肌紧张、反跳痛，肝脾肋下未及，移动性浊音阴性，肠鸣音正常。双下肢轻度可凹性水肿。无颈抵抗，四肢肌力、肌张力正常，双侧巴氏征阴性。

[接下来需要考虑的问题]

1. 患者发热的原因是什么？还需进行哪些辅助检查？

老年女性患者，发热2周，发热特点为午后发热，呈弛张热型，伴有畏寒、寒战；在急诊考虑呼吸道感染可能性大，给予正规抗生素治疗1周，而体温没有下降趋势；入院前已有化验检查无明显提示；但患者入院前一日在无主观腹痛主诉情况下，医生查体新发现阳性体征——腹部压痛。结合上述特点，患者入院时考虑发热原因首先是感染可能性大，而感染灶可能来源于腹腔？患者既往有妇科恶性肿瘤及手术史，在入院当天下午立即安排了妇科B超、床旁腹部B超、床旁胸片、床旁超声心动检查。

表 1-1-1 患者入院时的诊断思路

发热性质	病因	疾病
感染	细菌	G^+/G^-菌、结核、伤寒
	病毒	EBV、CMV
	非典型病原体	支原体、衣原体、军团菌
	真菌	
	寄生虫	阿米巴、布氏杆菌、疟疾
非感染	免疫	
	肿瘤(血液系统)	

妇科 B 超:术后盆腔。

床旁腹部 B 超:脂肪肝,胆囊充盈欠佳。

床旁胸片:双下肺纹理较前增重。

床旁超声心动:左心房扩大,二尖瓣少量反流。

未发现明确腹部病灶提示,在此基础上扩大思路,进一步按照不明原因发热诊治的思路及患者可疑线索安排了全面检查(表 1-1-1)。同时,根据经验性抗生素使用原则给予美罗培南 0.5g q8h、奥硝唑 0.25g qd 静脉抗炎以及积极支持对症治疗。

知识点: 发热待查

发热待查的定义:发热待查是指发热时间持续 2~3 周以上,体温多次>38.5℃,经过≥1 周完整的病史询问、体格检查和常规实验室检查后仍不能确诊。

病因分类:根据致病原因不同可分为两大类——感染性疾病和非感染性疾病。

1. 感染性疾病:包括病毒、细菌、支原体、衣原体、立克次体、螺旋体、真菌、原虫等病原微生物感染。

2. 非感染性疾病

(1) 肿瘤性疾病:血液系统肿瘤如恶性组织细胞病、恶性淋巴瘤、白血病、多发性骨髓瘤等;实体性肿瘤如原发性肝癌、肺癌、肾癌、结肠癌、胃癌、胰腺癌等。

(2) 血管-结缔组织疾病:常见的如系统性红斑狼疮、成人 Still 病、类风湿关节炎、风湿热、混合性结缔组织病;少见的有皮肌炎、结节性多动脉炎、变应性肉芽肿性血管炎、Wegener 肉芽肿等。

(3) 其他疾病:如药物热、脱水热、各种坏死组织吸收热、中暑、功能热、伪热等。

2. 全面完善检查,得到了哪些诊断思路?

常规化验检查结果:

全血细胞分析:WBC 6.71×10^9/L,NE 67.3%,Hb 70g/L↓,PLT 75×10^9/L↓。

尿常规:入院时白细胞 50/HP↑,复查(-)。

便常规:多次(-)。

生化指标:ALT 16U/L,AST 20U/L,T-Bil 10.2μmol/L,D-Bil 5.0μmol/L,TP 47g/L↓,ALB 28.6g/L↓,CRE 67μmol/L,TG 2.70mmol/L↑,TCHO 1.71mmol/L,LDL 0.61mmol/L。

红细胞沉降率(血沉):54mm/h↑。超敏 C 反应蛋白 85.73mg/L↑。降钙素原 1.87μg/ml↑。

DIC 全项:PT 12.6s,PTA 74%,INR 1.18,FIB 348mg/dl,APTT 29.7s,FDP 6.5μg/m,D-Dimer 427ng/ml↑。

甲状腺功能:FFT_3 3.12pmol/L↓,T_3 59.78ng/dl↓,余正常范围。

细菌学检查结果:

三次血培养(-)。

(细菌)痰培养、尿培养、便培养(-)。

(真菌)痰培养、尿培养、便培养(-)。

浓缩查结核杆菌痰、尿、便(-)。

血 T-Spot 两次(-)。PPD(+)。

抗结核抗体(-)。结核杆菌 PCR(-)。

感染三项:支原体、衣原体、军团菌抗体(-)。

病毒学检查结果:

抗 CMV IgM(-)、人巨细胞病毒 DNA 测定(-)。

抗 EBV IgM(-)、EB 病毒扩增荧光检测(-)。

真菌感染检查结果:G+GM 试验(-)。

寄生虫相关检查:肥达反应(-)。血找疟原虫(-)。抗布氏杆菌抗体(-)。

肿瘤标志物:CEA、AFP、CA125、CA199、CYFRA21-1、NSE 正常范围。

贫血相关检查:铁 4.21μmol/L↓,总铁结合力 28.14μmol/L↓,不饱和铁 23.93μmol/L↓,铁蛋白 1399.00ng/ml↑(后复查 2986.00ng/ml↑),维生素 B_{12} 1033.00pg/ml↑,叶酸 7.37ng/ml。

Coomb 试验:(-)。

免疫学指标:

抗 ANA 1∶40↑,抗线粒体抗体 1∶80↑。ENA 七项(-)。自身抗体谱(-)。

免疫指标:IgA 2.62g/L,IgG 6.2g/L↓,IgM 0.506g/L↓,κ 轻链 492mg/dl,λ 轻链 283mg/dl↓,β2 微球蛋白 3.29mg/L↑,κ/λ(总)1.74。

自免肝抗体指标:抗线粒体 2 型抗体 、抗肝肾微粒体(LKM-1)抗体 、抗肝细胞溶质抗原(LC-1)抗体 、抗可溶性肝抗原/肝-胰抗原抗体(-)。

ANCA(-)。

IgG 分型:IgG_4↓。

IgE 正常。

影像学检查:

胸部 CT:左肺上舌段模糊斑片影,考虑炎性渗出可能;右侧少量胸腔积液。双肺多发陈旧病变,右肺上叶前段钙化灶。右肺中叶外段局限性肺气肿(图 1-1-1)。

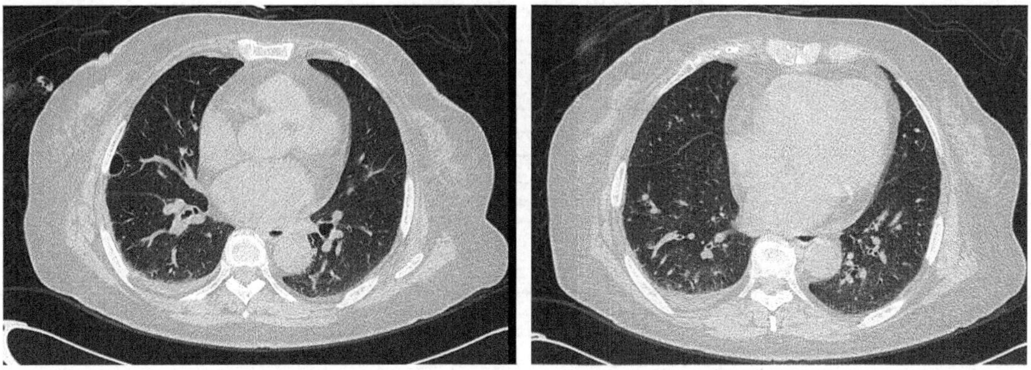

图 1-1-1　胸部 CT

腹部 CT:肝左叶低密度灶,建议进一步增强扫描或腹部 MR 除外占位;十二指肠降部憩室可能;双侧胸腔积液(图 1-1-2)。

盆腔 CT:子宫术后缺如,少量盆腔积液;左耻骨异常密度影(图 1-1-3)。

外周血涂片:红细胞细胞形态大小不等,可见部分中心浅染区扩大,血小板散在可见。

骨髓形态学:骨髓增生稍低下,血小板少(图 1-1-4)。

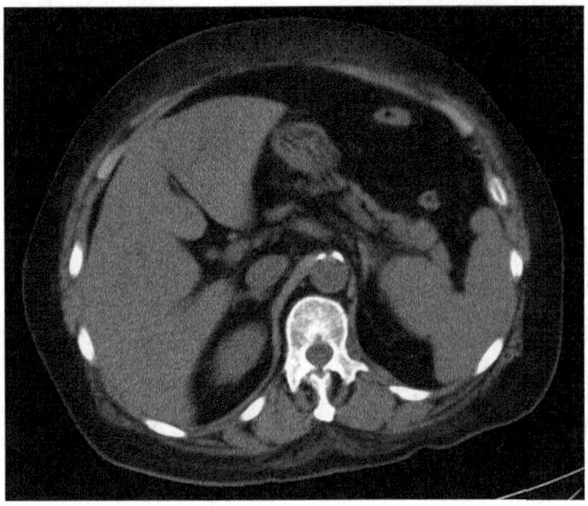

图 1-1-2　腹部 CT

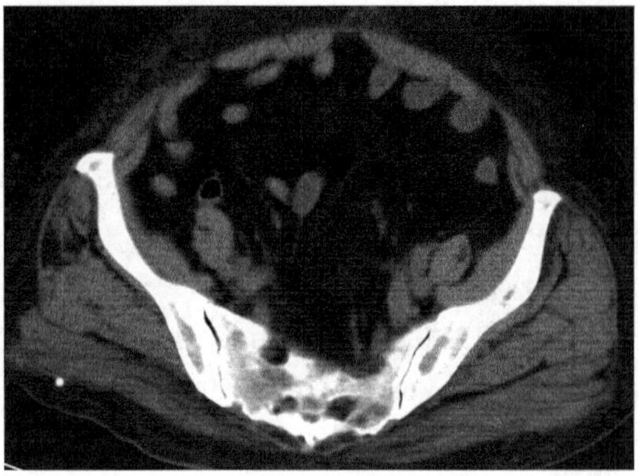

图 1-1-3　盆腔 CT

细胞名称			血片/%	骨髓片 平均值	骨髓片 +/- SD	骨髓片 %
原始血细胞				0.08	0.01	
粒细胞系统	原始			0.64	0.33	
	早幼			1.57	0.6	0.5
	中性	中幼		6.49	2.04	6.0
		晚幼		7.90	1.97	1.0
		杆状	19.0	23.72	3.5	21.0
		分叶	51.0	9.44	2.92	32.0
	嗜酸	中幼		0.38	0.23	
		晚幼		0.49	0.32	
		杆状		1.25	0.61	
		分叶	1.0	0.86	0.61	
	嗜碱	中幼		0.02	0.05	
		晚幼		0.06	0.07	
		杆状		0.1	0.09	0.5
		分叶		0.03	0.05	
红细胞系统	原始			0.57	0.3	
	早幼			0.92	0.41	1.0
	中幼			7.41	1.91	4.5
	晚幼			10.75	2.36	6.0
	早巨					
	中巨					
	晚巨					
淋巴系	原始			0.05	0.09	
	幼稚			0.47	0.84	
	成熟		18.0	22.78	7.04	18.0
单核系	原始			0.01	0.04	
	幼稚			0.14	0.19	
	成熟		11.0	3	0.88	8.5
巨核系统	原始					
	幼稚					
	产板巨					
	颗粒巨					1
	裸核巨					
浆细胞	原始			0.004	0.02	
	幼稚			0.104	0.16	
	成熟			0.71	0.42	1.0
其他	网状			0.05	0.09	
	巨核					
	吞噬					
	组碱					
	脂肪					
	不明			0.03	0.09	
粒细胞系统：有核红			71:0	2.76	0.87	5.30:1
共计数细胞			100	个		200

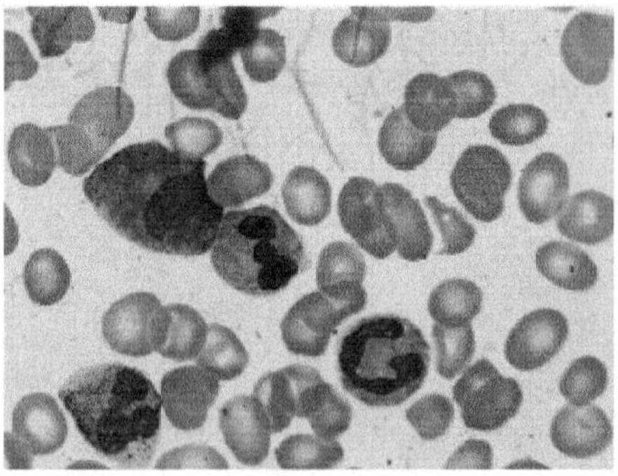

形态描述

1. 取材，涂片，染色可。
2. 骨髓增生Ⅳ级，粒系占61.00%，红系占11.50%，粒:红=5.30:1
3. 粒系:早幼粒以下可见，分叶核比例偏高。
4. 红系:早幼红以下可见，各阶段比例偏低。成熟红细胞形态大小不等。
5. 淋巴细胞比例正常。
6. 可见单核细胞，浆细胞。
7. 全片见颗粒巨1个，血小板少。

血常规

1. 白细胞数少，分类杆状核及单核细胞比例偏高。
2. 成熟红细胞形态大小不等。
3. 血小板少。

印像：骨髓增生稍低下
血小板少
请结合临床及骨髓活检

图 1-1-4　骨髓形态学

根据上述化验检查结果，未找到普通细菌、结核杆菌、病毒学、真菌及特殊寄生虫感染的证据；免疫系统指标也无线索；患者血红蛋白、血小板逐渐下降，但骨髓穿刺形态学检查未提示明确血液系统疾病。影像学腹部 CT 提示肝左叶稍低密度影是否是病灶线索？是脓肿还是占位？如果是脓肿，白细胞总数及中性粒细胞分类始终不高，是否不是细菌性肝脓肿而是阿米巴肝脓肿？此外患者虽肿瘤标志物正常、影像学无明确占位提示，但患者血清铁蛋白的显著增高说明什么？

在入院后完善上述检查的这一周时间里，经验性使用广谱强效抗生素治疗，患者仍每日发热至 38℃以上（图 1-1-5），同时患者在始终没有腹痛主诉的情况下，腹部压痛阳性体征却在逐渐发生变化：自左下腹压痛(+)→右下腹压痛(+)→右上腹压痛和肝区叩痛(+)。患者的血常规监测提示血红蛋白和血小板逐渐下降（图 1-1-6，图 1-1-7）。患者精神、食欲等一般情况进行性下降。

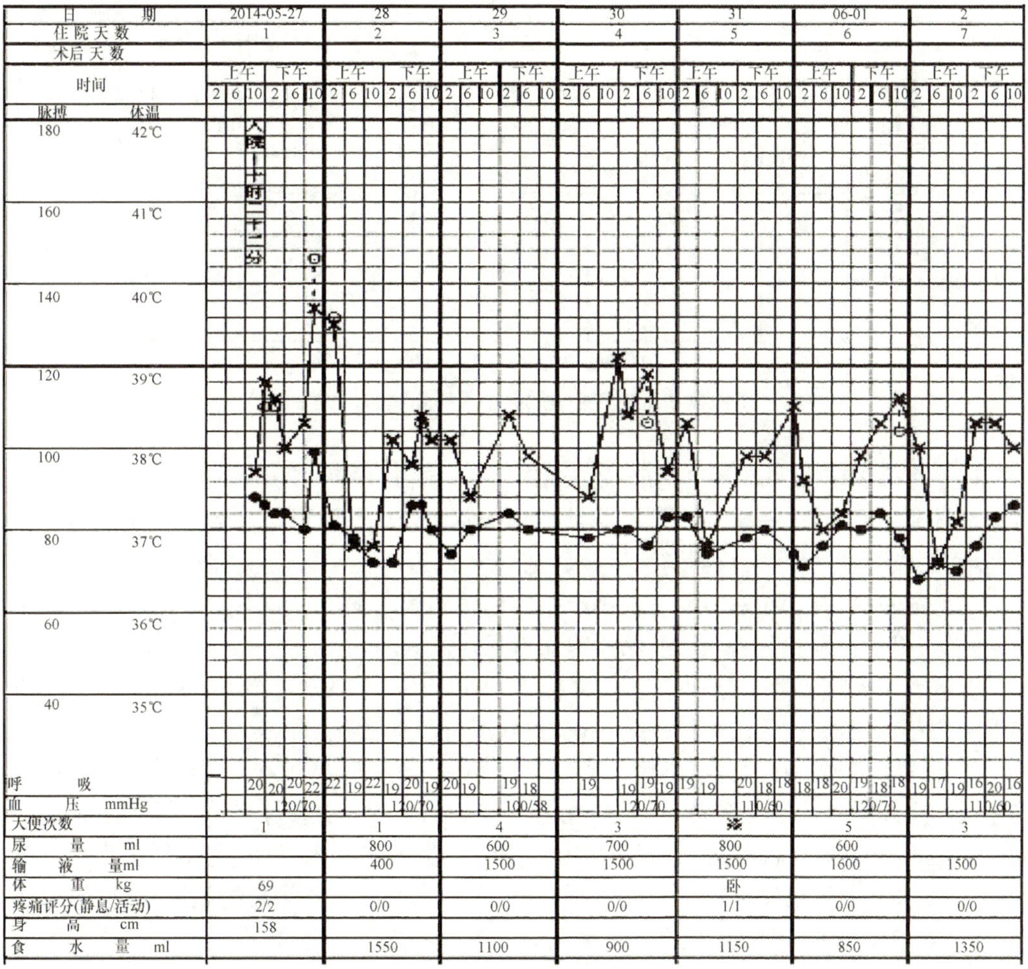

图 1-1-5 患者入院后第一周体温单

3. 患者发热 3 周，全面检查仍未明确病因，进一步的检查治疗是否指引了诊治的方向？

患者腹部 CT 未明确病变性质，为更清楚地区分肝脏病变是脓肿还是占位，进一步行特殊造影剂普美显增强上腹部 MRI。治疗上换用泰能、利复星联合稳可信、奥硝唑抗炎，同时加强支持治疗。

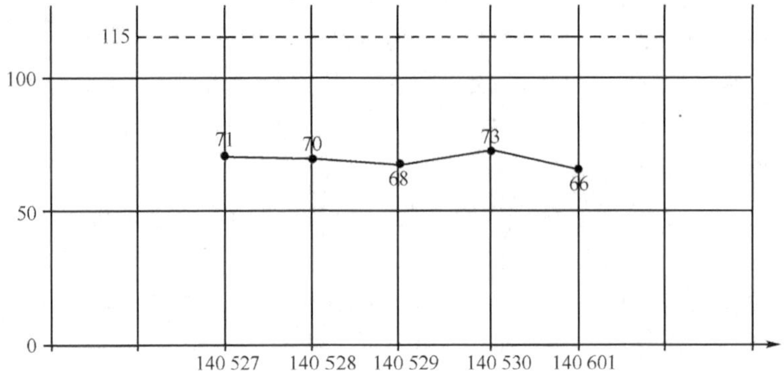

图1-1-6　入院第一周血色素变化趋势(g/L)

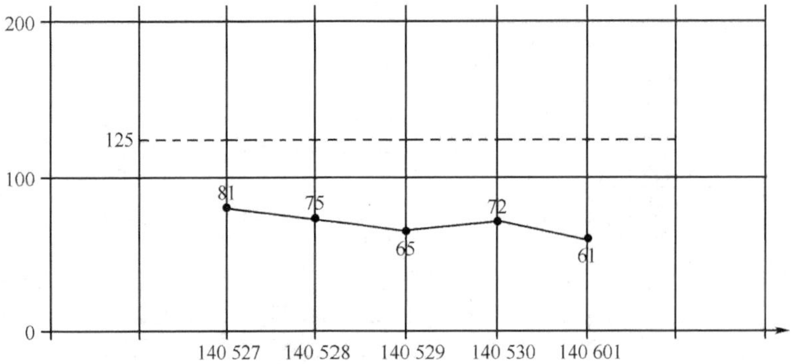

图1-1-7　入院第一周血小板变化趋势(10^9/L)

但上腹部MRI结果却不支持肝脓肿或占位的诊断,而提示:肝脏多发异常信号改变,并造影剂排泄延迟,首先考虑弥漫性肝脏炎性病变及胆管炎所致可能性大,Glisson鞘水肿,脾脏稍增大,腹腔少量积液,双侧胸腔积液。这一结果使得发热病因再次陷入困境。

在此期间,患者骨髓基因学、免疫分型、染色体和间期FISH检测结果陆续回报,结果均为正常,未提示白血病、骨髓瘤、淋巴瘤等血液系统疾病。

而患者在入院后第二周,也是其起病第四周时仍然每日发热(图1-1-8),一般情况进一步下降,右上腹压痛及肝区叩痛持续存在,血红蛋白及血小板也继续进一步下降。

在此期间,曾分别请血液科、消化科、肝胆外科、肝病科、感染科、免疫科、妇科、检验科等相关科室及结核病专科医院会诊,均无法明确病因。遂安排多学科联合会诊(multidisciplinary team,MDT),考虑此患者虽经全面深入检查,但发热原因不明,免疫系统疾病可基本除外,但不能除外淋巴瘤、结核病。建议停抗生素治疗1周以去除药物热因素,同时给予激素治疗,并建议完善PET-CT检查。患者血常规变化考虑嗜血综合征可能性大,进一步完善外院检查。

患者入院第三周停用抗生素,这一周里体温无明显变化,仍每日发热(图1-1-9)。

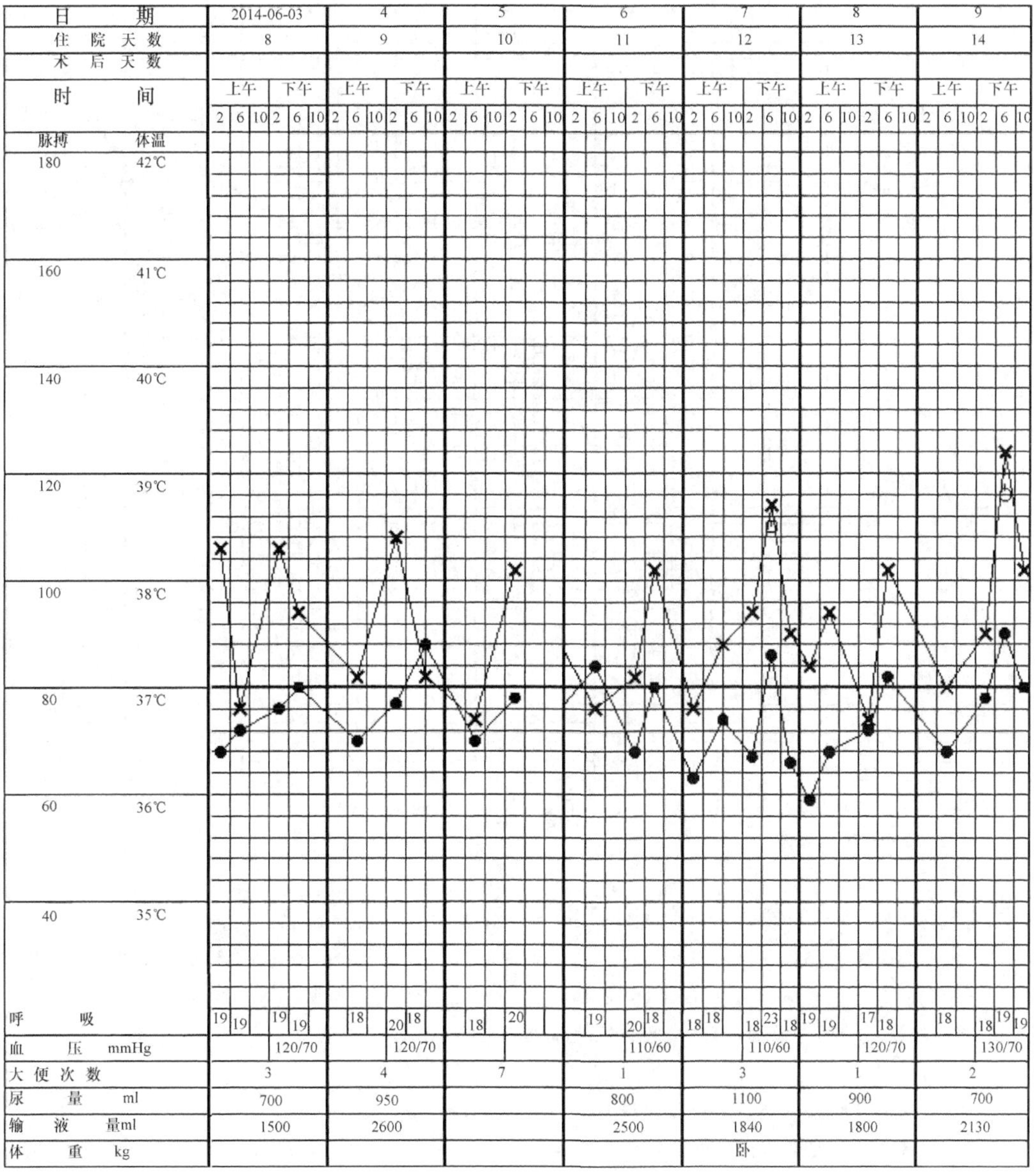

图 1-1-8　患者入院第二周体温单

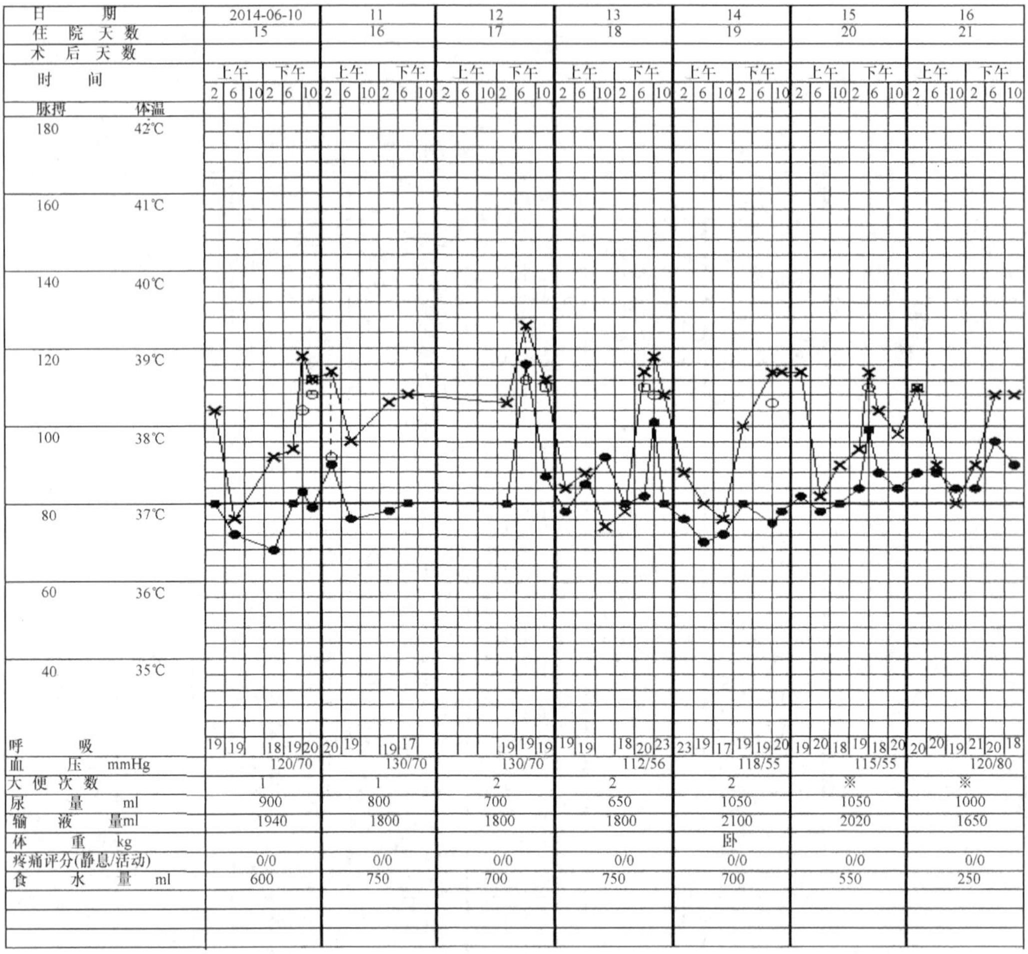

图 1-1-9　患者入院第三周体温单

知识点：　嗜血细胞综合征(hemophagocytic syndrom, HS)

嗜血细胞综合征是一组由多种原因引起的体内组织细胞增生并吞噬各种血细胞的现象。其特征为骨髓中有功能活跃的组织细胞、吞噬白细胞、红细胞、血小板或裸核等。临床有发热、肝脾肿大、淋巴结病、皮疹、全血细胞减少、肝功能异常及凝血障碍。

1. 病因分类

(1) 家族性嗜红细胞性淋巴组织增多:(familiar erythrophagocytic lymphohistiocytosis, FEL)

(2) 病毒相关性嗜血细胞综合征(virus associated hemophagocytic syndrome, VAHS)

(3) 细菌相关性嗜血细胞综合征(bacteria associated hemophagocytic syndrome, BAHS)

(4) 恶性肿瘤相关性嗜血细胞综合征(malignancy associated hemophagocytic syndrome, MAHS)

2. 诊断标准

(1) 发热:发热超过 1 周,热峰>38.5℃。

(2) 肝脾肿大。

(3) 血细胞减少:累及≥两系。

(4) 高三酰甘油血症和(或)低纤维蛋白原血症。

(5) 骨髓、脾或淋巴结可见噬血细胞,但无恶性表现。

(6) 高铁蛋白血症。

(7) NK 细胞活性降低或缺乏。

(8) 可溶性白细胞介素受体(sIL-2R)水平升高。

以上 8 条标准需符合其中 5 条才能做出临床诊断。

3. 治疗

治疗原则:控制严重的高细胞因子血症、抑制 T 细胞激活、根除已经存在的免疫缺陷。

治疗方法:化学/免疫治疗——VP16、皮质激素、环孢素 CSA 和丙种球蛋白。

4. 患者发热 4 周,激素治疗是否带来了益处?更深入的检查是否明确了病因?

患者入院第四周起给予激素治疗:给予甲泼尼龙静脉 40mg 入壶,患者出现大汗淋漓,体温下降至 35℃,在给予保暖措施后体温持续不回升 10 余小时。隔日后再次给予甲泼尼龙 10mg qd,但患者仍每日发热(图 1-1-10)。在此期间,给予具有抗结核作用的莫西沙星、阿奇霉素及抗真菌的氟康唑治疗。同时患者的血红蛋白及血小板在入院后反复输注压积红细胞和血小板的情况下仍反复下降(图 1-1-11,图 1-1-12)。

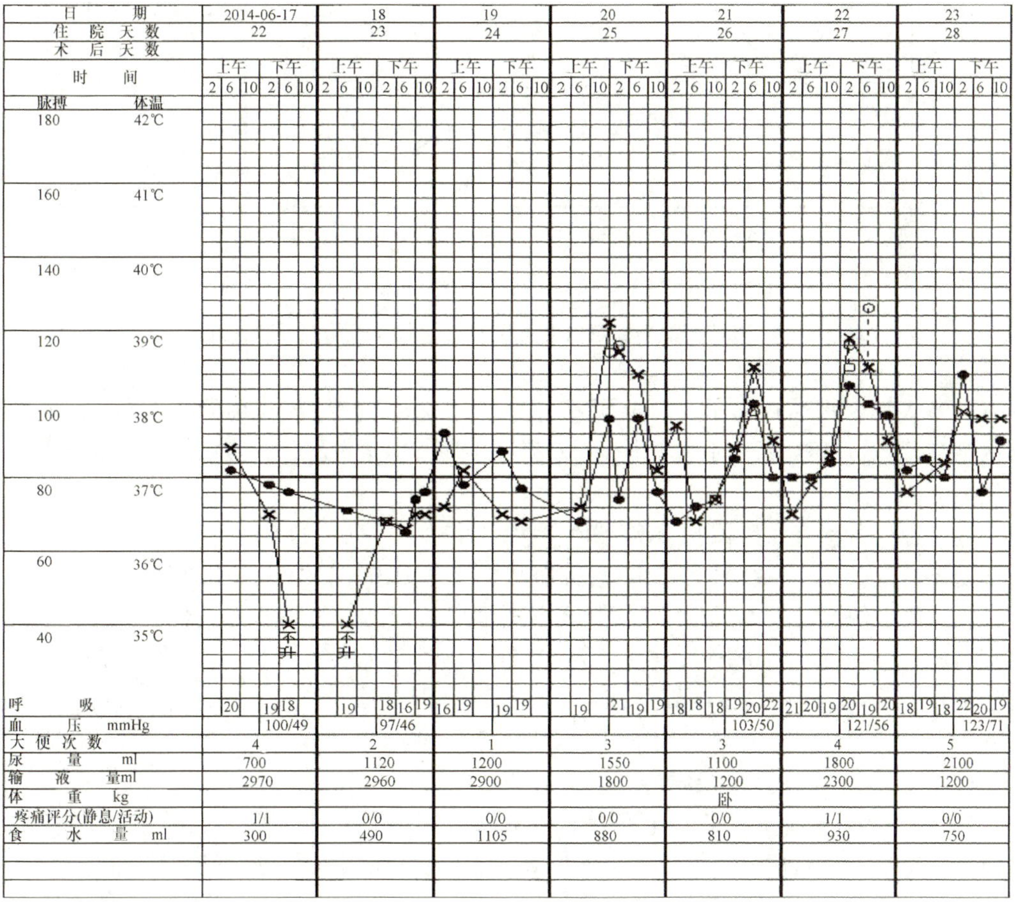

图 1-1-10　患者入院后第四周体温单

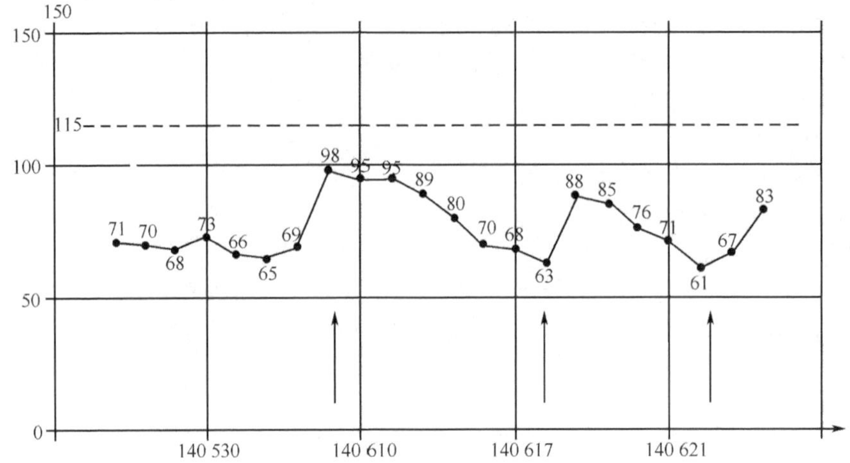

图 1-1-11　入院后血红蛋白变化趋势(g/L)(箭头表示当日输注压积红细胞)

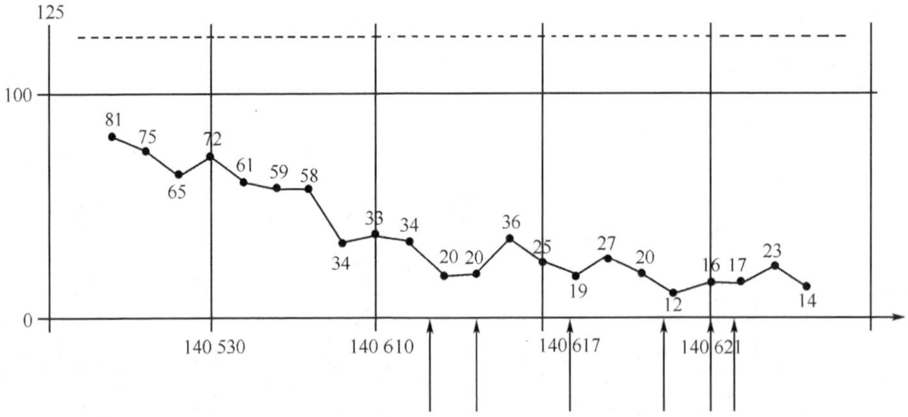

图 1-1-12　入院后血小板变化趋势(10^9/L)(箭头表示当日输注血小板)

患者入院四周治疗提示:广谱、强效抗生素,无效;有抗结核作用的抗生素,无效;抗真菌的治疗,无效;激素治疗:副作用明显、效果却不明显;体温无下降趋势,状态逐渐软弱,消耗明显。

进一步完善检查结果回报:NK 细胞活性:12. 79% ↓(15. 11% ~ 26. 91%);血清可溶性 IL-2 受体(sCD25)>44 000 ↑(<6400);抗血小板抗体 HPA 抗体(-)、HLA 抗体(-)。

根据嗜血综合征诊断标准,患者符合以下六点:①发热;②血细胞(累及≥两系)减少;③高三酰甘油血症;④高铁蛋白血症;⑤NK 细胞活性降低;⑥可溶性白细胞介素受体(sIL-2R)水平升高。这便构成嗜血细胞综合征的诊断。但此诊断仍为疾病表象,疾病病因是什么呢?

PET-CT 结果提示重要线索

PET-CT 示:全身多发 FDG 代谢增高病灶,累及肝脏、左肾上腺、淋巴结(肝门、肠系膜)及骶骨,首先考虑恶性病变,淋巴瘤可能性大,需与转移瘤相鉴别(肝脏来源肿瘤?),建议肝脏病变(右侧第 10 ~ 11 肋间入路)或骶骨病变穿刺活检(肝脏多发团片状放射性浓聚区 SUV_{max}分布在 7. 7 ~ 17. 4,骶骨放射性浓聚灶 SUV_{max}23. 7);左肺上叶模糊小斑片影 FDG 代谢增高,考虑炎性病变可能性大,请随诊;右肺陈旧病变,肺大疱;脊柱退行性改变。

PET-CT 的结果提示包括肝脏等全身多发 FDG 代谢增高病灶，淋巴瘤可能性大，需活检取病理证实，但此时患者血小板已进行性下降至 20×10^9/L 以下，出血风险极大。经与血液科、骨肿瘤科讨论，根据患者 PET-CT 提示部位，考虑如血小板经输注达 50×10^9/L 以上，可行骶骨穿刺取活检。但此后积极每日输注 1～2U 血小板，三日后血小板仍仅升至 23×10^9/L，且患者一般情况进一步恶化，不能耐受手术体位。故骶骨活检术始终未能进行。同时，血液科提出患者嗜血细胞综合征诊断成立，建议行 VP16 化疗方案治疗，但患者家属经商量后拒绝。

5. 患者最终病情转归如何？

此后，在患者血小板过低，骨活检无法进行、无法得到病理诊断，家属拒绝化疗的情况下，患者状态持续恶化，出现心房颤动、心力衰竭、肺部感染加重，虽经积极支持治疗，但最终患者在入院 1 个月后死亡。死亡诊断：恶性肿瘤（淋巴瘤可能大）、嗜血综合征、低蛋白血症、肺部感染、冠心病 PCI 术后、卵巢癌术后、腰椎病、膝关节骨关节炎。

6. 是否还有得到明确诊断的机会？

患者虽经积极诊治，仍在发热 6 周后死亡。对于因自然疾病死亡的老年患者，死后大体尸检在患者家属的感情上很难接受。但在征得患者全部直系家属的同意并签署知情同意书后，于患者临床死亡后进行了经皮肝脏穿刺活检术，以右侧腋前线第 7 肋间及剑突下偏右两个位置为穿刺点，共取出肝组织 4 条，组织标本送检病理科。

病理结果提示：非霍奇金淋巴瘤，B 细胞源性（图 1-1-13）。

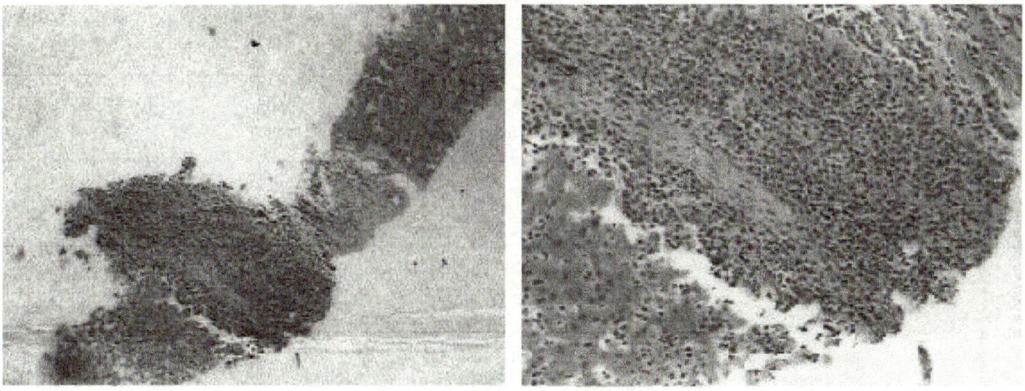

图 1-1-13　肝脏穿刺病理结果

可见灶状坏死及细胞内淤胆，汇管区内见灶片状浸润的恶性肿瘤细胞，细胞圆形，中等偏大，有异型，可见核仁及核分裂象；免疫组化染色结果：CK（-），CD20（+），PAX-5（-），CD10（-），MUM1（+），Bcl-6（弱+），CD3（-），CD43（-），CD56（-），TIA-1（-），GramB（-），CD2（-），CD7（-），Cyclin D1（-），Ki-67（70%-），符合非霍奇金淋巴瘤，B 细胞源性（弥漫性大 B 细胞淋巴瘤，非生发中心源性）

知识点：　发热待查的临床思路

首先判定是否为感染所致，在临床基本排除感染存在后，才考虑免疫性疾病和恶性肿瘤为发热的病因。除外感染、肿瘤的基础上，有实验室免疫指标异常或病理证据时确立免疫性疾病所致发热的诊断。恶性肿瘤性疾病所致发热必须要有确定的病理学依据，在不明原因发热的肿瘤性病因中，以淋巴瘤最为常见、隐匿。

【病例小结】

老年女性，急性发热无特殊伴随症状，发病初期化验检查提示存在感染性疾病的可能性大，但经验性使用强效广谱抗生素治疗无效，给予抗真菌的药物及有抗结核作用的药物治疗也无效，激素治疗在常规剂量使用时又出现严重不良反应。全面完善的检查也未能明确诊断，PET-CT 由于属于自费检查项目，在临床应用中有一定困难，但在本例诊断中起到了重要作用。虽然患者生前未能得到病理证据，但在去世后得到家属的支持获得肝穿病理结果，确立了诊断，在临床工作中实属不易。而作为进展迅速的一例淋巴瘤，在发病初期即有血小板、血红蛋白下降表现，并在早期积极完善骨髓穿刺、活检检查，却无侵犯骨髓表现；无浅表淋巴结肿大等常见淋巴瘤表现，也给诊断造成困难。但患者肝区叩痛阳性体征持续存在，为临床诊断提供了重要线索，再次告诉临床医生重视体格检查，不能忽视阳性体征的表现，做到“顺藤摸瓜”，查找病因。

急性非 ST 段抬高型心肌梗死的临床诊治

[病情简介]

主诉与现病史：患者，女性，79 岁，主因“上腹部烧灼感 3 个月，间断胸闷、憋气伴大汗 1 个月”就诊。患者 3 个月前无明显诱因出现上腹部及胸骨后烧灼感，夜间明显，就诊于我院消化科，行上消化道造影示胃食道反流，^{13}C-尿素呼气试验阳性，予四联抗幽门螺杆菌治疗，上述症状稍缓解。近 1 个月患者再次出现上腹部烧灼感，并有两次在轻体力劳动后出现一过性胸闷、憋气伴大汗，最后一次发作于入院前 2 日，休息约 5min 后能自行缓解，就诊于我院，心电图提示“心肌缺血”，予前列地尔、丹红静脉滴注，症状改善。为进一步治疗收入院。

既往史：高血压病史 20 余年，目前口服氨氯地平 2.5mg qd 降压，血压控制在(110～120)/60mmHg。冠心病不稳定型心绞痛病史 15 年，14 年前行冠状动脉造影示“三支病变”，其中右冠状动脉 90% 狭窄，予球囊扩张术并置入支架 1 枚，术后规律服用硝酸酯类药物，胸痛、胸闷于劳累后偶有发作，含服硝酸甘油后可缓解。2 型糖尿病病史 10 年，目前口服格列吡嗪 5mg tid 降糖，血糖控制好。

查体：体温 36.4℃，脉搏 58 次/min，呼吸 18 次/min，血压 115/60mmHg。神清，精神可，双肺呼吸音清，未闻及干湿啰音。心界不大，心率 58 次/min，心律齐，各瓣膜听诊区未闻及杂音。腹软，无压痛，肝脾未触及。双下肢无水肿。

[接下来需要考虑的问题]

1. 患者最可能的诊断是什么？还需进行哪些辅助检查？

患者上腹部症状及消化系统检查，提示胃食管反流病明确存在，但既往有明确冠心病、“三支病变”病史，上腹部不适伴有胸闷、憋气、大汗症状，需进一步排除冠心病心绞痛或心肌梗死可能。因此急查心电图和心肌酶。肌钙蛋白 I(cTnI)0.747ng/ml↑，肌酸激酶同工酶(CK-MB)7.3ng/ml↑，B 型脑利钠肽(BNP)460.0pg/ml↑。心电图(ECG)示 V3～V5 导联轻度 ST 下移(图 1-2-1)。

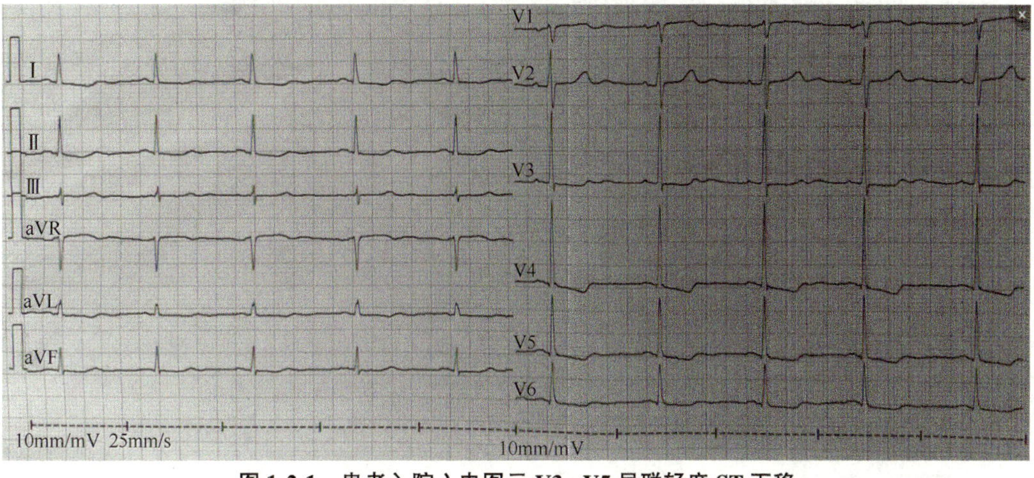

图 1-2-1　患者入院心电图示 V3～V5 导联轻度 ST 下移

2. 患者诊断是什么？还需完善哪些辅助检查？

综合心肌酶及 ECG 结果考虑非 ST 段抬高型心肌梗死（non-ST-elevation myocardial infarction，NSTEMI）可能性大，进一步完善超声心动检查（图 1-2-2），并与既往超声心动图（图 1-2-3）比较。

主动脉根内径:2.7 cm	左心房前后径:3.8 cm	室间隔厚度:0.9 cm
左心室舒张末期内径:4.8 cm	左心室收缩末期内径:3.5 cm	左心室后壁厚度:0.9 cm
左心室射血分数:54%	主肺动脉内径:3.4 cm	三尖瓣反流速度:2.1 m/s
三尖瓣反流压差:18 mmHg		

超声提示

节段性室壁运动异常(左室下壁基底段及后壁基底段);肺动脉主干增宽;左房轻度扩大;二尖瓣轻度反流;三尖瓣轻度反流。

图 1-2-2　入院后第 2 天，床旁超声心动图，较前新出现节段性室壁运动异常

M型/二维测量和计算

主肺动脉内径:3.4 cm	室间隔舒张末期厚度:0.85 cm	射血分数:68.3%
主动脉根部内径:2.7 cm	左心室舒张末期内径:4.2 cm	舒张末期容积:77.0 ml
升主动脉内径:3.0 cm	左心室收缩末期内径:2.6 cm	收缩末期容积:24.4 ml
左心房前后径:3.9 cm	左心室后壁舒张末期厚度:0.85 cm	

多普勒测量和计算

主动脉瓣上最大流速:145.2 cm/s	二尖瓣E峰速度:83.4 cm/s	三尖瓣反流最大流速:311.4 cm/s
主动脉峰值压力阶差:8.4 mmHg	二尖瓣A峰速度:122.4 cm/s	三尖瓣反流最大压差:38.8 mmHg
	二尖瓣E/A值:0.68	肺动脉最大流速:94.8 cm/s
		肺动脉峰值压力阶差:3.6 mmHg

超声提示

左心房扩大;肺动脉内径增宽;二尖瓣轻度反流;三尖瓣轻度反流;肺动脉收缩压轻度增高;左心室舒张功能减退。

图 1-2-3　患者入院前 1 个月超声心动图报告

结合这份超声心动图检查，更加确定 NSTEMI 的诊断。

3. 诊断确定后，下一步该如何治疗？

明确 NSTEMI 诊断后嘱患者卧床休息、吸氧、心电监护。予阿司匹林肠溶片+氯吡格雷抗血小板、硝酸异山梨酯注射液扩冠治疗；并予降压、降脂治疗。监测心电图及心肌酶变化，择期行经皮冠状动脉介入治疗术（PCI）。

知识点：　非 ST 段抬高型冠状动脉综合征

（non-ST-elevation acute coronary syndrome，NSTE-ACS）

1. 定义

不稳定性心绞痛(unstable angina pectoris，UA)和 NSTEMI 是由于动脉粥样斑块破裂或糜烂，伴有不同程度的表面血栓形成、血管痉挛及远端血管栓塞所导致的一组临床症状，合称为 NSTE-ACS。UA 与 NSTEMI 的病因和临床表现相似，但程度不同，主要不同表现在缺血严重程度及是否导致心肌损害。

2. NSTE-ACS 临床特点

典型心绞痛是 NSTE-ACS 的主要症状，通常表现为发作性胸骨后闷痛，紧缩压榨感，可放射至左肩、下颌部等，呈间断性或持续性，伴有出汗、恶心、呼吸困难、窒息感甚至晕厥。

以加拿大心血管病学会(CCS)的心绞痛分级(表 1-2-1)为判断标准，NSTE-ACS 的临床特点包括：静息时心绞痛发作 20min 以上；初发性心绞痛(1 个月内新发心绞痛)表现为自发性心绞痛或劳力型心绞痛，加拿大心血管病学会(CCS)分级Ⅱ级或Ⅲ级；原来的稳定性心绞痛最近 1 个月内症状加重，且具有至少 CCS Ⅲ级心绞痛的特点(恶化性心绞痛)；心肌梗死后 1 个月内发作心绞痛。

绝大多数 NSTE-ACS 患者无明显的体征。一些患者以消化道症状就诊，如胸骨后烧灼感、剑突下疼痛，应注意鉴别。

心肌酶肌钙蛋白是明确 NSTEMI 诊断和危险分层的重要依据之一，具有较高的特异性和敏感性。发病 2~4h 后升高，10~24h 达峰，持续 10~21 日。

表 1-2-1 CCS 心绞痛分级

级别	心绞痛临床表现
Ⅰ级	一般体力活动不引起心绞痛，但紧张、快速或持续用力可引起心绞痛发作
Ⅱ级	日常体力活动稍受限，快步行走或上楼、登高、饭后行走或上楼、寒冷或冷风中行走、情绪激动可发作心绞痛，或仅在睡醒后数小时内发作。以一般速度平地步行 200m 以上或登 2 层或以上楼梯受限
Ⅲ级	日常体力活动明显受限制，以一般速度平地步行 100~200m 或登 1 层楼即可发作心绞痛
Ⅳ级	轻微活动或休息时即可出现心绞痛症状

3. NSTE-ACS 心电图改变特征

症状发作时一过性 ST 段改变(常表现为 2 个或以上相邻导联 ST 段下移≥0. 1mV)，症状缓解后 ST 段缺血性改变改善；或者发作时倒置 T 波呈“伪正常化”，发作后恢复至原倒置状态更具有诊断意义，并提示有急性心肌缺血或严重冠状动脉疾病。初始心电图正常或临界改变，不能除外 NSTE-ACS 的可能性；患者出现症状时应再次记录心电图，且需与无症状时或既往心电图对比，注意 ST-T 的动态变化。

知识点：

特别提示：有症状(典型或不典型)、有既往病史的老年心血管疾病患者，需要高度警惕，尤其伴有糖尿病的患者，应警惕无痛性心肌梗死。及时进行心电图检查，必要时行 18 导联心电图。同时应及时完善心肌酶检查，尤其是 cTnI，若发作后 3~4h 内为阴性，6~9h、12~24h 应再次复查。

4. 病情平稳阶段的治疗方案

入院后予患者氧气吸入，心电监护，氯吡格雷 75mg qd 、阿司匹林肠溶片 100mg qd 口服双联抗血小板，硝酸异山梨酯 50mg qd(4mg/h)扩冠抗缺血，氨氯地平 2. 5mg qd 降压，阿托伐他汀 10mg qn 调脂，雷贝拉唑钠 10mg qn 抑酸。

患者病情平稳，无明显心前区不适，连续检测心肌酶示 cTnI 水平逐渐下降，CK-MB 降至正常，多次复查心电图较前无明显变化。治疗上以严格规范的药物保守治疗为主，且为减少出血风险，仅用氯吡格雷、阿司匹林抗血小板，暂不用抗凝药物，同时择期行冠状动脉造影检查。

5. 病情加重阶段的治疗方案

入院 5 日后患者于洗头后再次出现胸闷、乏力，含服硝酸甘油后症状无改善，卧床休息半小时后方逐渐缓解。复查心肌酶：cTnI 1.843ng/ml↑，CK-MB 8.5ng/ml↑。复查心电图示 V3～V5 导联 ST 段下移加深（图 1-2-4）。

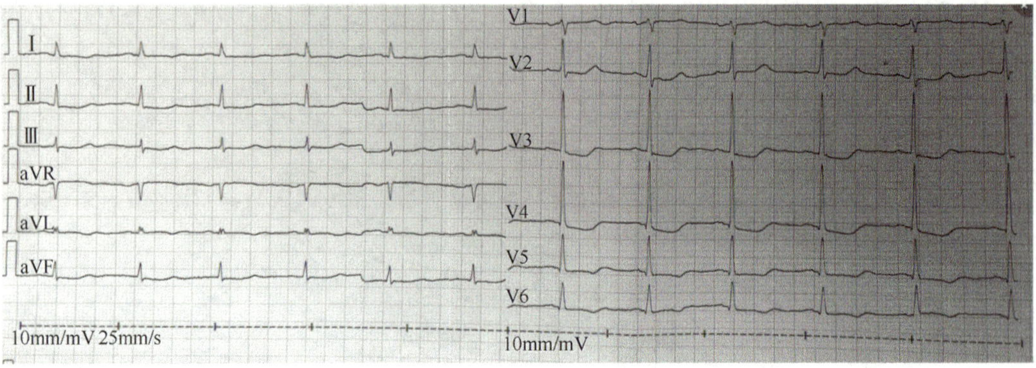

图 1-2-4　患者心电图示 V3～V5 导联 ST 段下移加深

在规范药物保守治疗后患者仍反复发作心绞痛，发作时心电图有动态变化，故进一步采取了介入诊疗措施（图 1-2-5）。

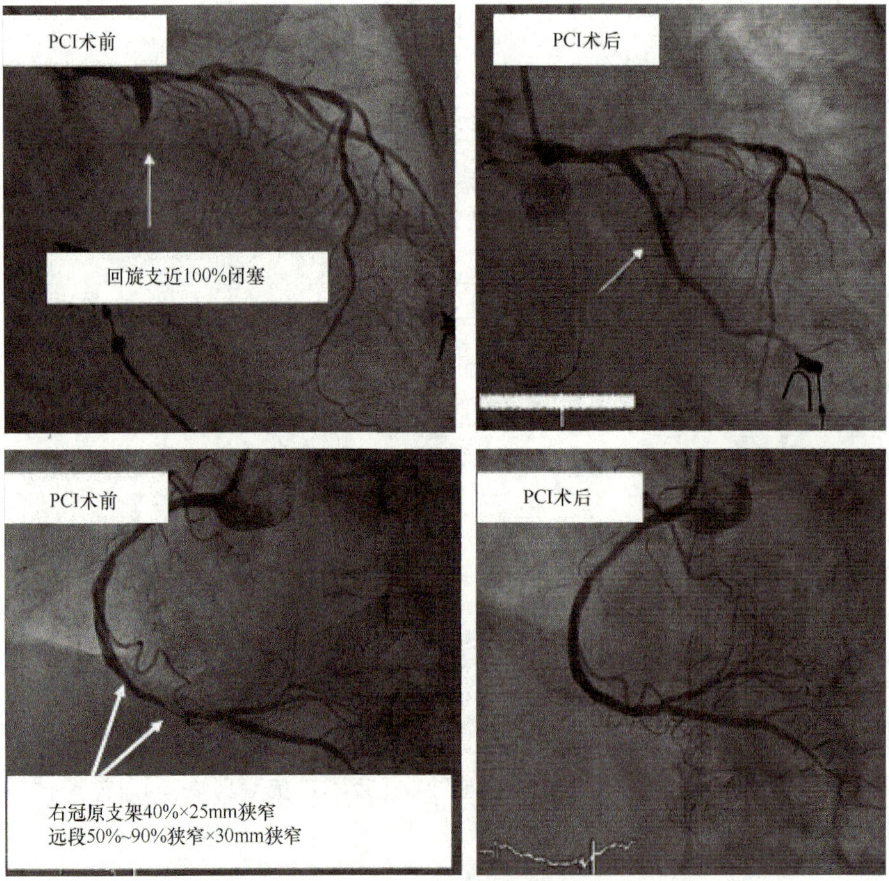

图 1-2-5　患者 PCI 手术图

知识点：　　如何选择保守治疗或有创性治疗？

1. 根据2011年美国心脏病学会基金会(ACCF)/美国心脏学会(AHA)/心血管造影和介入学会(SCAI)《经皮冠状动脉介入治疗指南》修订版的推荐

通常首选早期有创治疗策略的情况：强化药物治疗后仍有静息状态下或低水平活动下复发心绞痛或缺血；心肌损伤标志物升高；新发或推测为新发的ST段压低；心力衰竭的症状或体征；血流动力学不稳定；风险评分高；持续性室性心动过速；6个月内行PCI；冠状动脉旁路移植术(CABG)史；糖尿病；轻至中度肾功能不全；左心室功能减低(左室射血分数<40%)。

通常首选或可以选择早期保守策略的情况：风险评分低；不存在高危特征；导管相关并发症风险高；患者不适合血运重建治疗(PCI或CABG)；患者选择保守治疗。

2. 根据欧洲心脏病学会(ESC,2011)、ACCF/AHA(2012)、中华医学会(2012)有关NSTE-ACS的指南对NTSEMI有创性治疗建议

1) 早期有创性治疗策略适用于伴有顽固性心绞痛或血流动力学/心电学不稳定的NSTE-ACS患者(ⅠB)。

2) 对于症状反复发作且合并有高危因素(肌钙蛋白升高、ST-T改变、糖尿病/肾功能不全、左心室功能减低、既往心肌梗死、既往PCI或CABG史、全球急性冠状动脉事件注册(GRACE)风险评分>109分的NSTE-ACS患者),推荐于发病72h内行冠状动脉介入治疗(ⅠA)。

3) 对于GRACE风险评分>140分或肌钙蛋白增高或ST-T改变的NSTE-ACS患者建议24h内行早期介入治疗。

4) 原本稳定的患者,出现临床事件,只要无反对指征建议尽早行介入治疗(ⅠA)。

知识点：　　如何权衡抗栓与出血风险？(表1-2-2)

表1-2-2　ESC(2011)、ACCF/AHA(2012)、中华医学会(2012)有关NSTE-ACS的指南对NSTEMI抗栓治疗建议

· 在接诊患者后应尽早联合抗凝和抗血小板治疗
· 给予所有无禁忌证的患者阿司匹林负荷量150~300mg,并以75~100mg日维持量长期应用(ⅠA)
· 有胃肠道出血史或溃疡史的患者,使用阿司匹林、氯吡格雷双联抗血小板时应使用质子泵抑制剂(PPI)减少胃肠道再出血风险(ⅠA)
· 中高危患者拟行PCI治疗时,应使用双重抗血小板治疗(ⅠA),症状出现时口服阿司匹林(ⅠA)
· 初始选择保守治疗的NSTE-ACS患者,入院后尽快在阿司匹林及抗凝治疗的基础上加用氯吡格雷(负荷剂量后给予日常维持剂量)至少1个月(ⅠA),若能延长到1年更好(ⅠB)

表1-2-3　2011 ESC NSTE-ACS指南推荐CRUSADE出血评分为综合评价患者出血风险提供参考

预测因子	评分	预测因子	评分
红细胞容积比(%)		肌酐清除率*(ml/min)	
<31	9	≤15	39
31~33.9	7	>15~30	35
34~36.9	3	>30~60	28
37~39.9	2	>60~90	17
≥40	0	>90~120	7

续表

预测因子	评分	预测因子	评分
>120	0	是	7
心率(次/min)		既往血管系统疾病史⁺	
≤70	0	否	0
71~80	1	是	6
81~90	3	糖尿病	
91~100	6	否	0
101~110	8	是	6
111~120	10	收缩压(mmHg)	
≥121	11	≤90	10
性别		91~100	8
男性	0	101~120	5
女性	8	121~180	1
充血性心衰的体征		181~200	3
否	0	≥201	5

+既往血管系统疾病史定义为外周动脉疾病史或卒中史；＊肌酐清除率按 Cockcroft-Gault 公式推算：$Ccr=\frac{(140-年龄)\times 体重}{72\times Scr}$；女性按计算结果×0.85；$Ccr$ 为肌酐清除率(ml/min)；Scr 为血清肌酐(mg/dl)；体重以 kg 为单位。

风险分级	评分	风险分级	评分
极高危	>50	低危	21~30
高危	41~50	极低危	≤20
中危	31~40		

注：CRUSADE 出血危险评分越高，患者的出血风险越高。

6. 患者 PCI 术后的治疗方案

一般治疗：卧床，吸氧，监护。

抗血小板：氯吡格雷、阿司匹林肠溶片双联抗血小板，逐渐减停低分子量肝素抗凝。

抗缺血：逐渐减停硝酸异山梨酯注射液，口服单硝酸异山梨酯扩冠。

氨氯地平、阿托伐他汀、雷贝拉唑钠等治疗同前。

患者病情平稳出院。

知识点：　　PCI 术后抗血小板药物选择及疗程

长期口服阿司匹林(ⅠA)。

氯吡格雷 75mg qd，至少维持 12 个月。

若存在阿司匹林禁忌证或因胃肠道不适而无法口服阿司匹林者，建议长期使用氯吡格雷 75mg qd(ⅠB)。

【病例小结】

患有糖尿病的老年患者心绞痛发作症状常常不典型，此病例中患者表现有上腹部烧灼感，需注意与消化系统疾病鉴别。但此病例也提示我们有上腹部不适症状的患者，心电图检查除外冠状动脉粥样硬化性心脏病、心绞痛是绝对必要、不能忘记的。对于老年患者，冠状动脉造影检查不是禁忌证，介入治疗对于老年患者也有明确受益。同时，在遵循临床指南的基础上，对于老年患者临床医生要做到治疗的个体化。

以猝死为结局的系统性淀粉样变性

[病情简介]

主诉与现病史：患者，男性，88岁，主因"活动后气短10余天"入院。患者10余天前无明显诱因出现气短，活动后明显，休息后可缓解，夜间需高枕卧位休息，偶有夜间阵发性呼吸困难，无发热，无咳嗽、咳痰、咯血，无消瘦、盗汗，伴有双下肢水肿，自觉尿量减少，并有多次晨起时胸闷发作，无胸痛、心悸，含服速效救心丸后3~5min症状可缓解，门诊行胸片及胸部CT提示双肺胸腔积液，左侧为著，给予左氧氟沙星注射液0.2g qd抗感染治疗3日，症状无明显缓解，为进一步治疗入院。患者发病以来饮食、睡眠差，体重无明显变化。

既往史：50年前曾患肺结核，已治愈。10年前外伤后右侧股骨粗隆间骨折，行手术治疗。3个月前发现肾功能不全，血肌酐120μmol/l左右。否认高血压、糖尿病病史。无药物过敏史。

查体：体温36.8℃，脉搏64次/min，呼吸18次/min，血压120/60mmHg。神志清楚，皮肤色泽、湿度、弹性正常，无蜘蛛痣，前胸、颈部及颜面部有散在暗红色瘀斑，无压痛，无皮下结节或肿块，全身浅表淋巴结无肿大。口唇轻度发绀，伸舌右偏，舌体表面可见数处紫红色瘀斑，颊黏膜可见多处瘀斑。胸廓无畸形，胸前正中可见一长约12cm的陈旧性瘢痕，胸骨无压痛。左下肺叩诊浊音，呼吸音明显减低，余肺野叩诊清音，右肺呼吸音清，双肺未闻及明显干、湿啰音。心前区无隆起，心率64次/min，心律齐，无杂音。腹部平坦，腹壁柔软，无压痛，腹肌无紧张，无反跳痛。墨菲征阴性，肝、脾肋下未触及，移动性浊音阴性。双侧下肢有可凹性水肿。四肢肌张力正常，肌力5级。双侧巴氏征阴性（图1-3-1）。

[接下来需要考虑的问题]

1. 患者最可能的诊断是什么？还需进行哪些辅助检查？

结合患者临床症状及既往病史，患者胸腔积液、慢性肾病（3期）诊断明确。但胸腔积液原因是什么，需要进一步检查明确。

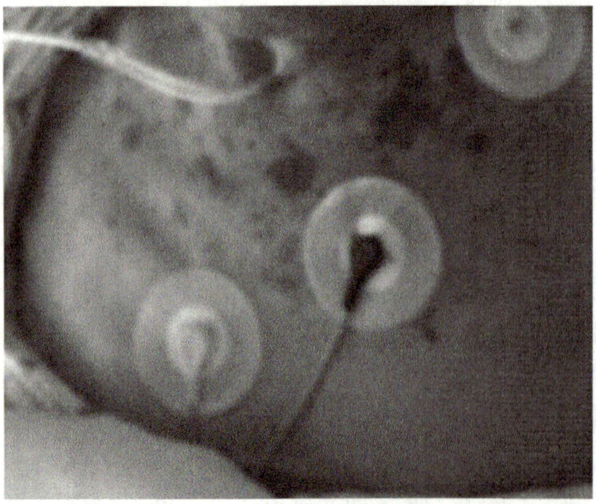

图1-3-1　患者胸前瘀斑

血常规：WBC 5.87×10^9/L，NE 57.68%，RBC 3.571×10^{12}/L，Hb 112.2g/L，PLT 162.8×10^9/L。

尿常规：SG 1.010，潜血微量，蛋白≥3.0g/L↑。尿微量白蛋白/尿肌酐：1359.67mg/g↑。24小时尿蛋白1.57g/日↑。尿蛋白分子量测定：68 000 1条。

ESR：11mm/h。

生化指标：ALT 24U/L，AST 10U/L，TP 46.0g/L，ALB 26.67g/L↓，UA 519μmol/L↑，BUN 11.65mmol/L↑，CRE 203μmol/L↑，GLU 7.99mmol/L↑，CHO 2.9mmol/L，HDL-C 0.78mmol/L↓，LDL-C 1.53mmol/L↓。

DIC 全项：FDP 15.6μg/ml↑，D-Dimer 1961ng/ml↑，余正常。

心肌酶：肌钙蛋白Ⅰ 0.149ng/ml↑，余正常。NT-ProBNP：15 378pg/ml↑。

甲状腺功能：FT_3 3.23pmol/L↓，T_3 58.23ng/dl↓，余正常。

肿瘤标志物：CEA、CA19-9、AFP、PSA、NSE、CYFRA21-1 均正常。

心电图：窦性心律，完全性右束支传导阻滞，Ⅱ、Ⅲ、aVF 导联可见 Q 波。

床旁胸片：双肺感染；双侧胸腔积液，左侧为著(图 1-3-2)。

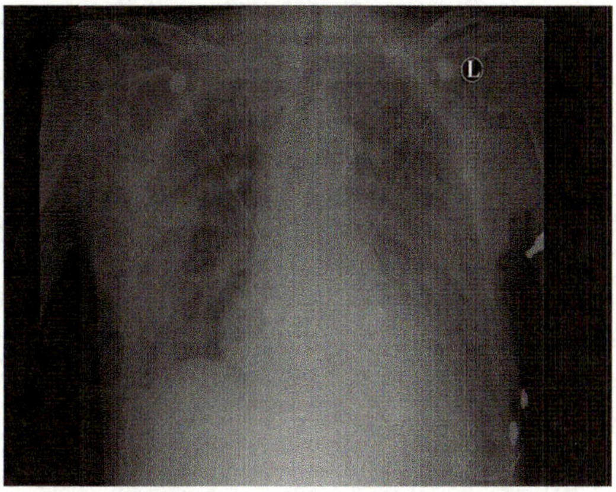

图 1-3-2　患者床旁胸片

胸部 CT：双侧胸腔积液并左肺膨胀不全，双肺透亮度较前减低，考虑心衰、肺水肿可能，不除外伴有感染。

腹部 B 超：肝多发囊肿，双肾弥漫病变，左肾囊肿，腹水(最大液深 1.0cm)。

超声心动图：左房扩大，心包积液(少量)。

肾动脉超声：双侧肾动脉阻力指数增高。

征得家属同意后行 B 超引导下胸腔穿刺，抽出淡黄色清亮液体约 800ml。

胸腔积液常规：李瓦反应(+)，总细胞 350/mm^3，单核 80%。

胸腔积液生化：ADA 4.1U/L，GLU 7.79mmol/L，余正常。

胸腔积液瘤标：CYFRA21-1 10.42ng/ml，余阴性。

胸腔积液细菌培养：阴性。

胸腔积液抗酸杆菌染色：阴性。

胸腔积液病理：涂片及离心沉淀包埋切片可见多量淋巴细胞、间皮细胞及红细胞，少量中性粒细胞。其中见小团细胞胞质宽，细胞核不大。免疫化学染色结果为 CK7(个别+)、CK20(-)、Calretinin(+)、D2-40(+)、TTF-1(-)、P53(个别+/-)、CEA(-)。

知识点：　胸腔积液鉴别诊断思路——判断积液性质

(1) 鉴别渗出液与漏出液的 Light 标准：渗出性胸腔积液需至少满足一条 Light 标准，如不符合下述任何标准可诊断为漏出性胸腔积液。①蛋白比值(胸腔积液/血清)>0.50；②LDH 比值(胸腔积液/血清)>0.6；③胸腔积液 LDH>血清 LDH 正常上线的 2/3。

(2) 渗出性胸腔积液与漏出性胸腔积液的常见原因

1) 渗出液的常见原因：感染性疾病(肺炎伴胸腔积液，结核性胸腔积液等)；自身免疫病(系统性红斑狼疮，类风湿关节炎等)；变态反应性疾病；肿瘤(肺癌，胸膜间皮瘤，淋巴瘤，转移瘤等)；其他(肺栓塞，胰腺炎等)。

2) 漏出液的常见病因：心功能不全；肝硬化，门脉高压症；肾衰竭；低蛋白血症。

2. 患者诊断是什么？还需完善哪些辅助检查？

结合入院后检查，患者蛋白尿、低蛋白血症，漏出性胸腔积液，同时合并腹水、心包积液。肾功能不全、低蛋白血症可引起多浆膜腔积液，需进一步完善相关检查明确肾功能不全、蛋白尿的原因。

进一步检查血、尿 M 蛋白,均为阳性。血轻链:κ 轻链 379mg/dl↑,λ 轻链 582mg/dl↑。尿轻链:κ 轻链 1.85mg/dl,λ 轻链 6.55mg/dl。血 M 蛋白鉴定:IgGλ;尿 M 蛋白鉴定:游离 λ。免疫指标:C_3、C_4、IgA、IgM 低;自身抗体谱:ANA(-),ANCA(-);抗线粒体抗体 M_2(+)。

患者血尿 M 蛋白阳性,需考虑多发性骨髓瘤的可能性。进一步完善骨髓相关检查。

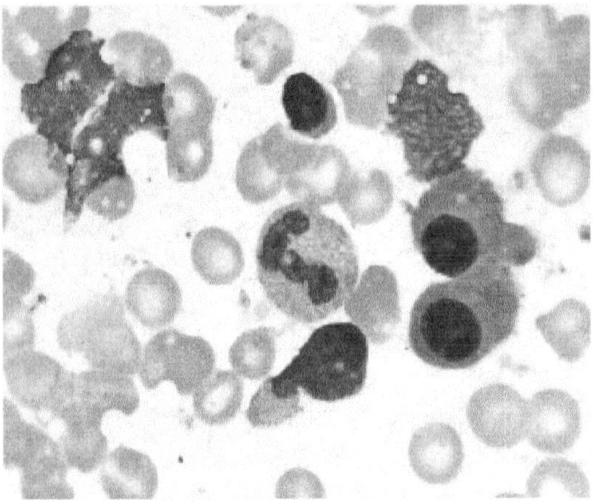

图 1-3-3 患者骨髓形态学检查

头颅和骨盆 X 线:颅骨未见明显骨质异常,右侧股骨术后表现。

骨髓穿刺形态学检查:骨髓增生Ⅲ~Ⅳ级,粒系占 53%,红系占 20%,粒:红=2.65:1。粒系:早幼粒以下可见,中晚幼粒比例偏高,可见嗜酸细胞。红系:早幼红以下可见,各阶段比例大致正常。成熟红细胞缗钱状排列不明显。淋巴细胞比例正常。可见单核细胞、浆细胞,浆细胞占 8%,比例偏高。全片见巨核细胞 61 个,血小板散在可见。血常规:白细胞数不少,分类淋巴细胞比例偏高。成熟红细胞缗钱状排列不明显。血小板散在可见(图 1-3-3)。

骨髓流式细胞术检查:克隆性浆细胞增多。

骨髓穿刺活检标本:(髂后)骨梁间可见灶片状增生的骨髓成分,可见三系成分,灶状淋巴细胞,部分细胞核偏位,免疫组化染色结果:CD20、CD3、CD5(少数细胞+),PAX-5(-),CD23(-),CD38、CD138、Mum-1 灶状(+),λ(+),κ(-),结合临床,不除外早期的浆细胞肿瘤(图 1-3-4)。

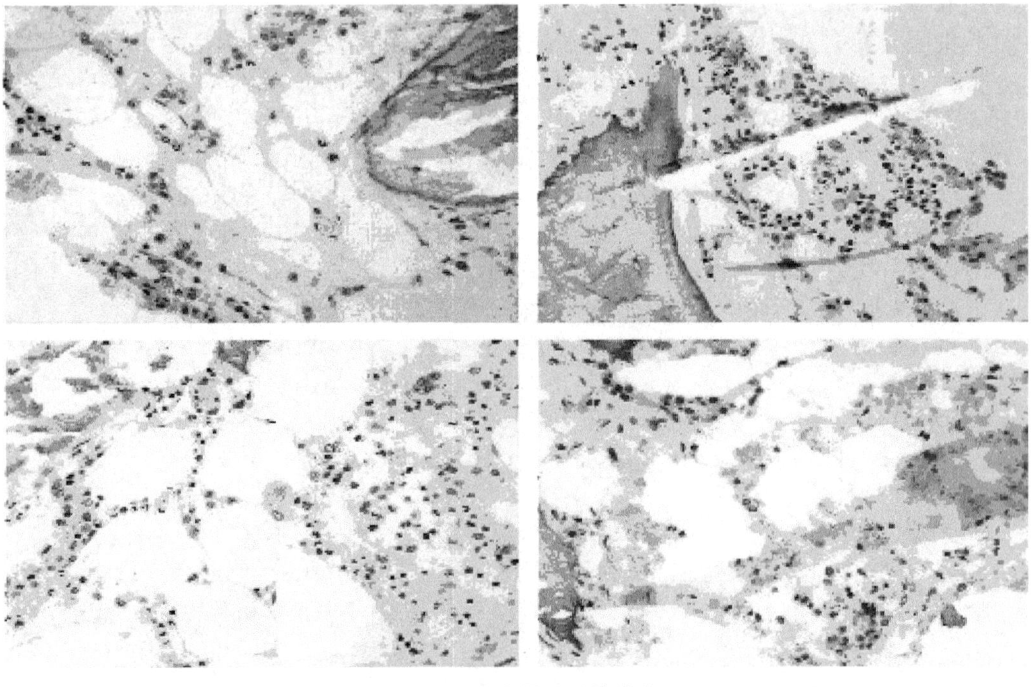

图 1-3-4 患者骨髓活检检查

至此，患者老年男性，存在肾功能不全，蛋白尿，血尿 M 蛋白 λ(+)，骨髓象克隆性浆细胞增多，诊断多发性骨髓瘤成立。但患者存在多浆膜腔积液，皮肤特征性瘀斑表现，经血液科专家会诊，考虑系统性淀粉样变性可能性大，但需病理结果才能确诊，考虑患者高龄，不宜行肾穿刺活检，经家属同意行瘀斑处皮肤活检病理检查。

前胸皮肤瘀斑病理活检：(前胸)皮肤及皮下组织，真皮浅层见红细胞外渗，乳头层局灶可疑淀粉样物质，结合临床不除外系统性淀粉样变。免疫组化染色结果：刚果红(+/-)(图 1-3-5)。

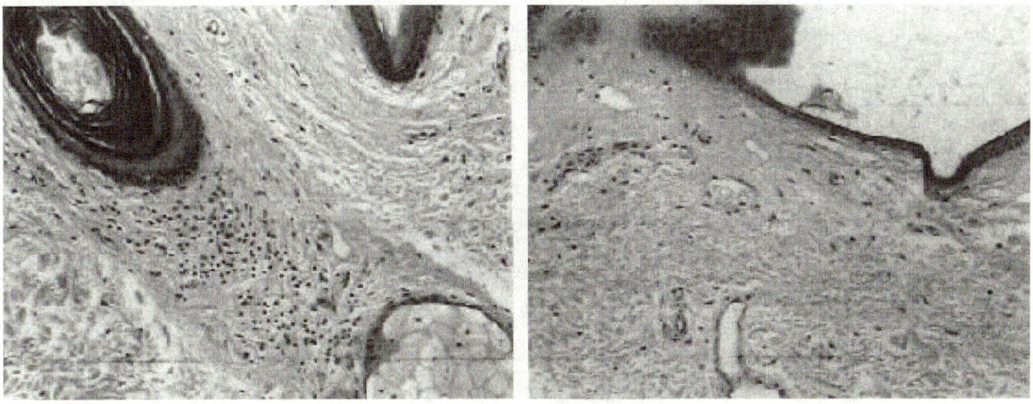

图 1-3-5　患者皮肤病理检查

根据临床表现、辅助检查及皮肤病理活检：系统性淀粉样变性诊断成立。

3. 诊断确定后，下一步该如何治疗？

入院后给予抗炎、扩血管、利尿等对症治疗，明确诊断后给予地塞米松 10mg qd 4 天，沙利度胺 100mg qn 化疗方案，以及间断输注血浆等支持对症治疗，患者气短症状减轻、下肢水肿减轻、皮肤瘀斑范围减小，病情相对平稳。但此疾病可能发生恶性心律失常、脑出血等猝死可能，反复与家属交代。

4. 患者的转归？

入院第 24 天 4：30pm 患者在厕所突发意识障碍，呼之不应，呼吸变浅，不规则。口唇及四肢发绀。转运患者至病床。查体：血压 60/30mmHg，昏迷状态，压眶无反射，双侧瞳孔直径约 2mm，对光反射消失，颈动脉搏动未触及，双肺呼吸音弱，呼吸节律不规则。未闻及心跳，四肢发绀。心电图：室性逸搏。开放气道，吸痰，吸出血性痰液。予简易呼吸器辅助呼吸、胸外按压、药物抢救，患者家属放弃有创抢救。5：00pm 家属放弃一切抢救，患者临床死亡。

知识点：　　系统性淀粉样变性

系统性淀粉样变性是组织器官内积聚大量具糖蛋白性质的纤维物质，导致组织器官出现功能损害的一类疾病。最常见的器官累及心脏、肾脏、肝脏及外周神经。

原发性系统性淀粉样变性为最常见的淀粉样变性；是单克隆浆细胞产生的单克隆免疫球蛋白轻链(κ 或 λ)或轻链片段以淀粉样纤维素的形式沉积在组织，导致进行性器官功能不全为特征的全身性疾病。

发病情况：年发病率为 8/100 万～10/100 万；男性略多，占 60%～65%；确诊的中位年龄为 63 岁，其中 50 岁以下的患者约占 10%，未治患者的中位生存期为 12 个月。

临床表现：一般临床症状无特异性，最常见的症状是疲乏、软弱（54%）、体重减轻（45%）、消化不良（33%）和水肿（41%）。比较特殊的体征为眼周紫癜。肌性蜡样皮肤病变是具有诊断意义的体征。

中枢/神经系统：包括自主神经、周围神经及痴呆。

心血管系统：以限制性心肌病为代表的各种心肌病；心功能不全，以右心功能不全多见；咽峡炎；猝死；晕厥/晕厥前期；心电图异常及传导阻滞（假性心肌梗死）；心律失常；偶见心包填塞；低血压。

肺部：胸腔积液；结节；气管及支气管累及导致声嘶，气道阻塞及吞咽困难。

肾脏：蛋白尿，肾病综合征，肾衰竭最终肾移植或者透析。

血液系统：出、凝血异常。

肌肉：肌肉肥大，巨舌。

皮肤：瘀斑，结节，容易擦伤。

消化系统：器官肿大（肝肿大，巨脾），胃肌轻瘫、肠运动障碍导致便秘，消化不良。

诊断标准：组织活检是诊断本病的金标准（包括肾脏、腹壁脂肪、直肠黏膜等部位）。

确诊必须包括：①组织切片刚果红染色证实存在淀粉样物质；②免疫组化等检查证实淀粉样物质系淀粉样轻链成分 κ 或 λ；③除外多发性骨髓瘤等恶性浆细胞疾病所伴发的淀粉样变性及其他继发性系统性淀粉样变。

治疗与预后：淀粉样变性无法治愈；针对淀粉样蛋白沉积在特异靶器官，无有效治疗方法。治疗目的在于抑制浆细胞、清除克隆性浆细胞产生的毒性蛋白前体，以及对症支持、最大限度地保护器官功能。化疗药物：地塞米松、沙利度胺、蒽环类药物。当单克隆轻链的分泌受到抑制时，可见 AL 型淀粉样蛋白逐步消退。此外还可进行骨髓移植和肝肾移植。

【病例小结】

高龄男性患者，以肾功能损害、蛋白尿、多浆膜腔积液、皮肤特征性瘀斑为主要表现，血尿 M 蛋白 λ（+），骨髓穿刺提示克隆性浆细胞增多，瘀斑处皮肤活检病理提示皮肤乳头层局灶可疑淀粉样物质，免疫组化染色结果为刚果红（+/-）。故诊断系统性淀粉样变性明确。但在诊治过程中，应注意患者蛋白尿、肾功能短期内进展的鉴别诊断。由于系统性淀粉样变性为较少见病例，当骨穿及血尿 M 蛋白均提示多发性骨髓瘤时可能将诊断停留于此。患者皮肤特征性瘀斑作为特殊体征给予临床重要线索，进一步的皮肤活检证实为淀粉样变性。故提示临床医生要重视体格检查及阳性体征。此病患者因多系统侵害，随时有心搏骤停、脑出血等猝死风险，预后差。虽给予化疗及对症支持治疗后患者病情一度较平稳，但最终出现猝死。此结局符合该疾病的特征。

房室传导阻滞与起搏器植入

[病情简介]

主诉与现病史:患者,男性,76岁,主因"间断胸闷1年余,加重3个月"入院。患者1年前无明显诱因出现胸闷,与体力活动关系不明显,持续时间为30~60min,可自行缓解,严重时伴有左侧上肢疼痛,无胸痛、呼吸困难、黑矇及晕厥,无咳嗽、咳痰及咯血,无腹痛、反酸及嗳气,上述症状反复出现,未予诊治;3月前胸闷发作次数较前增加,同时伴有头晕,平均3~4次/日,间断服用中药(具体不详)治疗,效果欠佳;1周前到我院就诊,查心电图示右束支传导阻滞伴左后分支传导阻滞、ST-T异常,考虑为"冠心病",给予扩冠、抗血小板等治疗,但患者未规律服药,现为进一步诊治收入院。患者发病以来,神志清、精神弱,认知功能下降,饮食、睡眠欠佳,二便控制较差,体重无明显变化。

既往史:60年前查体发现二尖瓣狭窄,未予治疗;22年前发现血糖升高,诊断为2型糖尿病,间断服用二甲双胍治疗,未予饮食控制及运动治疗,血糖控制不佳;3年前诊断为缺血性脑梗死,治疗后未遗留后遗症;1年前行眼底出血手术治疗。

查体:体温36.3℃,脉搏74次/min,呼吸18次/min,血压145/73mmHg。神清,颈静脉无怒张,双肺呼吸音清,未闻及干、湿啰音。心率74次/min,心律齐,心尖区可闻及收缩期3/6级吹风样杂音,主动脉瓣区可闻及收缩期3/6级杂音,腹平软,无压痛、反跳痛,肝脾肋下未及,移动性浊音阴性,肠鸣音4次/min。双下肢无可凹性水肿。神经系统查体阴性。

辅助检查:入院心电图示完全性右束支传导阻滞合并左后分支传导阻滞;Ⅱ、Ⅲ、aVF、V4~V6导联ST压低0.1~0.2mV,T波倒置;Ⅰ度房室传导阻滞;QT间期延长(图1-4-1)。

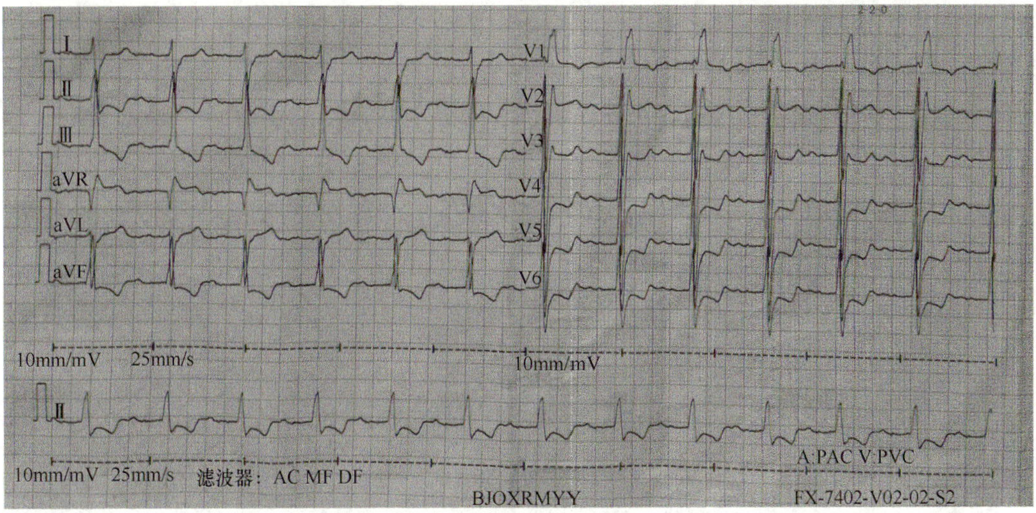

图1-4-1 患者入院心电图

[接下来需要考虑的问题]

1. 患者最可能的诊断是什么?还需进行哪些辅助检查?

患者老年男性,有心脏基础病及糖尿病病史,虽胸闷发作不规律、不典型,但心电图提示 ST-T 段改变,需考虑冠心病、心肌缺血可能。同时入院心电图提示Ⅰ度房室传导阻滞伴左后分支阻滞,虽基础心率在正常范围内,但不排除合并缓慢型心律失常导致胸闷发作的可能。入院后予心电监测,并急查心肌损伤标志物和 BNP,并嘱值班医生如果患者胸闷或其他不适发作时,立即复查心电图查看动态变化。

入院后化验:BNP 409.0pg/ml↑。心肌损伤标志物:MYO 45.8ng/ml,cTnI 0.062ng/ml↑,CK-MB 2.6ng/ml。

超声心动图:符合风湿性联合瓣膜病,二尖瓣中度狭窄并轻度关闭不全,主动脉瓣轻中度狭窄并轻度关闭不全;左心室非对称性肥厚;左心房扩大(图 1-4-2)。

M型/二维测量和计算
主肺动脉内径: 2.8cm
主动脉根部内径: 3.3cm
升主动脉内径: 3.3cm
左心房前后径: 4.9cm

室间隔舒张末期厚度: 2.0cm
左心室舒张末期内径: 5.1cm
左心室收缩末期内径: 3.5cm
左心室后壁舒张末期厚度: 1.4cm

射血分数(Teich):60.6%
舒张末期容积(Teich):125.4ml
收缩末期容积(Tcich):49.4ml

多普勒测量和计算
主动脉瓣上最大流速: 281.2cm/s
主动脉平均流速: 194.4cm/s
主动脉峰值压力阶差: 31.7mmHg
主动脉平均压力阶差: 17.2mmHg
主动脉流速时间积分: 51.7cm
左心室流出道最大流速: 61.7cm/s

二尖瓣速度时间积分: 63.5cm
二尖瓣瓣上最大流速: 214.5cm/s
二尖瓣峰值压力阶差: 18.4mmHg
二尖瓣平均压力阶差: 6.4mmHg
二尖瓣压力半降时间: 164.1ms
二尖瓣减速斜率: 233.8cm/s^2
二尖瓣E峰速度:126.2cm/s
二尖瓣A峰速度:217.2cm/s
二尖瓣E/A值: 0.58
二尖瓣口面积(PI/2t):1.3cm^2

图 1-4-2　患者超声心动图数据

患者入院当天 8:00pm 出现胸闷,持续半小时,无胸痛及呼吸困难等。复查心电图、心肌损伤标志物较前无明显变化。

2. 患者病情发展及进一步检查如何？诊断是什么？

患者于入院第三日凌晨出现明显头晕伴有胸闷不适,全身乏力,无晕厥,无黑矇,无意识丧失,无跌倒,心电图示:心率 60~70 次/min,心律失常,Ⅰ度房室传导阻滞,完全性右束支传导阻滞,间歇性Ⅲ度房室传导阻滞。进一步查看心电监测示:最长 R-R 周期 6s,可见多个长于 4s 长间歇(图 1-4-3)。

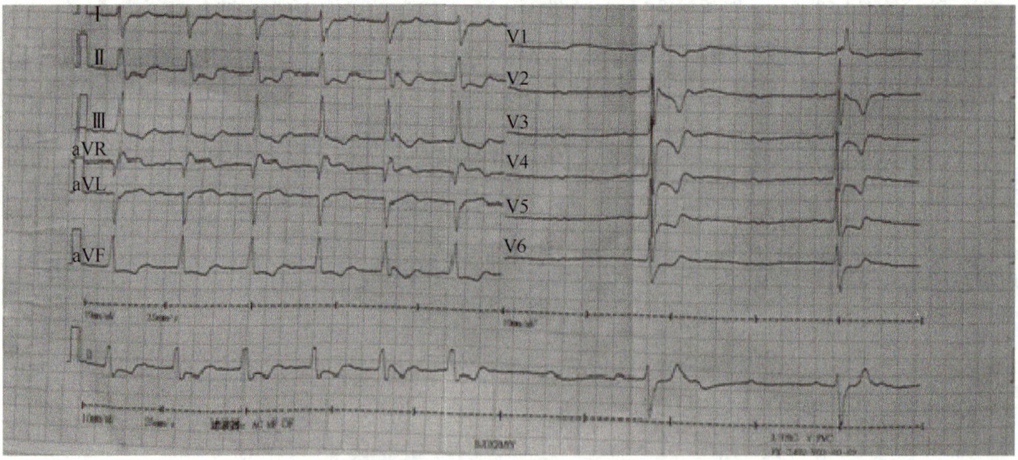

图 1-4-3　患者症状加重时心电图及心电监测记录

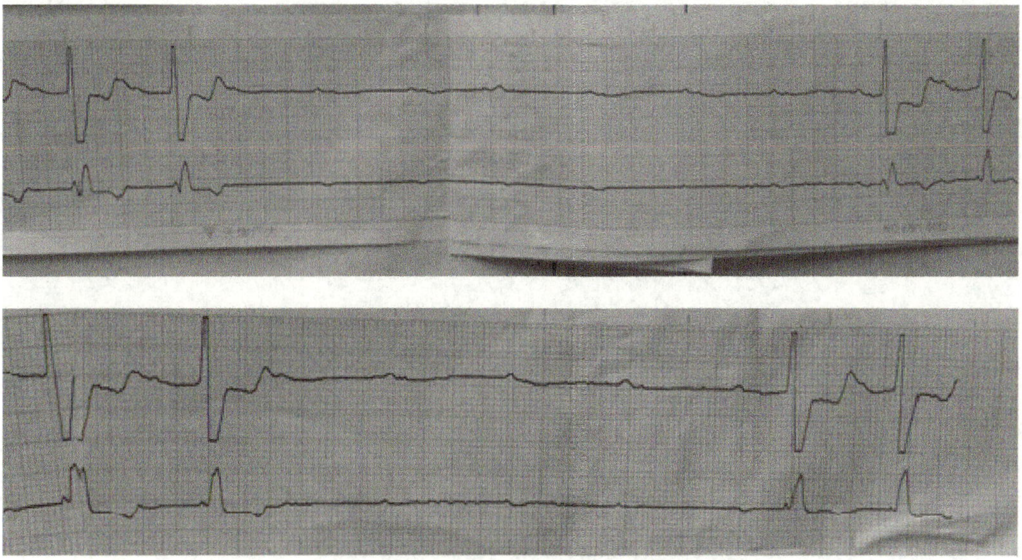

图 1-4-3 患者症状加重时心电图及心电监测记录(续)

结合心电图和心电监测记录,诊断Ⅲ度房室传导阻滞明确。

3. 诊断确定后,下一步该如何治疗?

患者Ⅲ度房室传导阻滞明确,考虑有永久性心脏起搏器安置适应证。当日患者在局麻下行起搏器植入术,术后复查心电图示起搏心律(VVI 起搏)。术后患者胸闷症状明显好转,择期出院。

知识点: 永久起搏器治疗建议——2008 年心脏节律异常器械治疗指南

1. 窦房结功能不全的永久起搏建议

Ⅰ类适应证:记录到有症状的窦房结功能障碍,包括经常出现导致症状的窦性停搏(证据水平:C);有症状的变时性功能不佳者(证据水平:C);由于某些疾病必须使用某类药物,而这些药物又可引起窦性心动过缓并产生症状者(证据水平:C)。

Ⅱa 类适应证:窦房结功能障碍导致心率<40 次/min,症状与心动过缓之间存在明确的证据,但无论是否记录到心动过缓(证据水平:C);有不明原因晕厥者,临床上发现或电生理检查诱发窦房结功能障碍者(证据水平:C)。

Ⅱb 类适应证:清醒状态下心率<40 次/min,但症状轻微者(证据水平:C)。

Ⅲ类适应证:无症状的窦房结功能障碍者(证据水平:C);虽有心动过缓症状,但已经证实并非由窦性心动过缓引起(证据水平:C);由于服用非必须应用的药物导致的窦性心动过缓(证据水平:C)。

2. 成人获得性房室传导阻滞(atrioventricular block,AVB)的治疗建议

Ⅰ类适应证:任何阻滞部位的Ⅲ度 AVB 和高度 AVB,并发有症状的心动过缓(包括心力衰竭)或有继发于 AVB 的室性心律失常(证据水平:C);长期服用治疗其他心律失常或其他疾病的药物,而该药物又可导致Ⅲ度 AVB 和高度 AVB(无论阻滞部位),并发有症状的心动过缓者(证据水平:C);清醒状态下任何阻滞部位的Ⅲ度 AVB 和高度 AVB 且无症状的患者,被记录到有 3s 或更长的心脏停搏,或逸搏心率<40 次/min,或逸搏心律起搏点在窦房结以下者(证据水平:C);清醒状态下任何阻滞部位的Ⅲ度 AVB 和高度 AVB,无症状的心房颤动和心动过缓者有

一个或更多至少 5s 的长间歇(证据水平:C);导管消融后房室结出现的任何阻滞部位的Ⅲ度 AVB 和高度 AVB(证据水平:C);心脏外科手术后没有可能恢复的任何阻滞部位的Ⅲ度 AVB 和高度 AVB(证据水平:C);神经肌肉疾病导致的任何阻滞部位的Ⅲ度 AVB 和高度 AVB,如强直性肌营养不良,卡恩思-塞尔综合征(Kearn-Sayre 综合征),假肥大性肌营养障碍,腓侧肌萎缩患者,有或没有心动过缓的症状(证据水平:B);伴有心动过缓症状的Ⅱ度 AVB,无论分型或阻滞部位(证据水平:B);任何阻滞部位的无症状Ⅲ度房室阻滞,平均心室率<40 次/min 或>40 次/min 伴有心脏增大或左室功能异常或阻滞在房室结以下者(证据水平:B);无心肌缺血下运动时的Ⅱ度或Ⅲ度 AVB(证据水平:C)。

Ⅱa 类适应证:成人无症状的持续性Ⅲ度 AVB,逸搏心率低于 40 次/min,不伴有心脏增大(证据水平:C);电生理检查发现在希氏束内或以下水平的无症状性Ⅱ度 AVB(证据水平:B);Ⅰ度或Ⅱ度 AVB 伴有类似起搏综合征的血流动力学表现(证据水平:B);无症状的Ⅱ度Ⅱ型 AVB,且为窄 QRS 波者,但当Ⅱ度Ⅱ型 AVB 伴有宽 QRS 波者,包括右束支阻滞,则适应证升级为Ⅰ类(证据水平:B)。

Ⅱb 类适应证:神经肌肉疾病如强直性肌营养不良,假肥大性肌营养障碍,腓侧肌萎缩患者,导致的任何程度 AVB(包括Ⅰ度 AVB),有或没有相关症状,不能确定 AVB 会进一步进展者(证据水平:B);某种药物或药物中毒导致的 AVB,但停药后可改善者(证据水平:B)。

Ⅲ类适应证:无症状的Ⅰ度 AVB;发生于希氏束以上或未确定阻滞部位是在 HIS 束内或以下的Ⅱ度Ⅰ型 AVB(证据水平:C);可以自行恢复且不会再发生的 AVB(如药物中毒性,莱姆病,一过性迷走神经亢进或无论有无症状的睡眠呼吸暂停综合征导致的低氧)(证据水平:B)。

3. 慢性分支性阻滞的永久起搏建议

Ⅰ类适应证:伴有高度 AVB 或一过性Ⅲ度 AVB(证据水平:B);伴有Ⅱ度Ⅱ型 AVB(证据水平:B);伴有交替性束支阻滞(证据水平:C)。

Ⅱa 类适应证:虽未证实晕厥是由 AVB 引起,但可排除其他原因(尤其是室性心动过速)所引起(证据水平:B);虽无临床症状,但电生理检查时发现希氏束心室(HV)间期≥100ms(证据水平:B);电生理检查时,由心房起搏诱发的非生理性希氏束以下的阻滞(证据水平:B)。

Ⅱb 类适应证:神经肌肉疾病如强直性肌营养不良,假肥大性肌营养障碍,腓侧肌萎缩患者,导致的双分支阻滞或任何分支阻滞,有或没有相关症状(证据水平:C);

Ⅲ类适应证:不伴有 AVB 和症状的分支阻滞(证据水平:B);伴有Ⅰ度 AVB 的分支阻滞,但无临床症状者(证据水平:B)。

4. 肥厚性心肌病患者的起搏治疗建议

Ⅰ类适应证:合并窦房结功能不全或房室阻滞的肥厚型心肌病患者应接受永久起搏治疗(证据水平:C)。

Ⅱ类适应证:药物治疗无效的症状性肥厚型心肌病患者,若静息或激发状态下存在显著的左心室流出道梗阻,应考虑永久起搏(证据水平:A)。至于Ⅰ类适应证,如果存在心源性猝死(sudden cardiac death,SCD)的危险因素,应考虑植入 DDD-ICD。

【病例小结】

本病例是以胸闷为主要表现的Ⅲ度房室传导阻滞。此类严重的缓慢性心律失常在老年患者中较多见,且经过简单的心电图检查就应立刻判断出来。全科医生对于心电图、胸片等常用辅助检查的识别非常重要。Ⅲ度房室传导阻滞在临床中一经发现,需要立即考虑起搏器植入。

老年发病的 IgA 肾病

[病情简介]

主诉与现病史:患者,男性,81 岁,主因"尿量减少伴双下肢水肿 1 月余"就诊。患者 1 个多月前出现双下肢可凹性水肿,进行性加重,同时出现尿量减少(具体尿量未记录)、尿中泡沫增多,不伴喘憋,无心悸、胸闷、胸痛,无头晕、头痛,无咳嗽、咳痰、咯血,无表情淡漠,无腹痛、腹泻,无发热,夜间可平卧,无夜间阵发性呼吸困难。尿常规示:Pro(+++),BLD(+),WBC 38/μl↑,RBC138/μl↑;生化指标:TP 51.3g/L↓,ALB 26.7g/L↓,LDL-C 4.31mmol/L↑,TG 1.46mmol/L↑。为进一步诊治收入院。患者自发病以来,精神饮食睡眠可,小便量较前减少,大便如常,体重增加 4kg。

既往史:高血压病史 18 年,服用硝苯地平控释片 30mg qd 治疗,血压控制良好。冠心病、不稳定型心绞痛病史 18 年,16 年前冠状动脉造影术显示双支病变,于右冠状动脉置入支架 1 枚。7 年前因下肢动脉硬化性狭窄行球囊扩张术。5 个月前因跌倒后导致双侧硬膜下血肿,2 个月前于中国人民解放军第二炮兵总医院行双侧硬膜下血肿钻孔冲洗引流术。无肝炎、结核病史,否认药物过敏史。

查体:体温 36.0℃,脉搏 67 次/min,呼吸 18 次/min,血压 145/70mmHg。神清,精神可,双肺呼吸音清,心界不大,心律齐,各瓣膜听诊区未闻及杂音。腹软,无压痛,肝脾未及,双肾区叩痛阴性,移动性浊音阴性,肠鸣音 4 次/min,双下肢中度可凹性水肿。

[接下来需要考虑的问题]

1. 患者最可能的诊断是什么?还需进行哪些辅助检查?

患者以双下肢水肿为主要临床表现,伴有低白蛋白血症(白蛋白<30g/L)、大量蛋白尿(24 小时尿蛋白>3.5g)、高胆固醇血症,考虑肾病综合征诊断明确。同时完善甲状腺功能、超声心动图、腹部彩超等检查除外心源性、肝源性和甲状腺功能减退性水肿。

化验检查:生化指标示 ALT 11U/L,AST 26U/L,TP 44.7g/L↓,ALB 23.4g/L↓,CRE 114μmol/L,LDL-C 4.64mmol/L↑,TC 6.52mmol/L↓,Ca^{2+} 1.76mmol/L↓,K^+ 3.06mmol/L↓,eGFR 42.38ml/[min·(1.73m^2)]↓。24 小时尿蛋白定量为 8.13g/日↑。甲状腺功能正常。

腹部 B 超:未见肝硬化、肝癌的表现,右肾大小约 9.5cm×3.9cm×4.1cm,实质厚约 1.2cm,左肾大小约 8.5cm×3.9cm×4.1cm,实质厚约 1.3cm,右肾下极无回声,大小约 1.7cm×1.4cm,边界清,内无彩色血流信号,余实质回声未见明显异常,肾盂肾盏未见扩张。

超声心动图:主动脉退行性改变伴主动脉瓣口血流流速增快,室间隔基底段增厚,左心室舒张功能减退。

2. 患者诊断是什么?还需完善哪些辅助检查?

明确肾病综合征诊断后进一步查找病因,需完善 24 小时尿蛋白定量、肿瘤常规、免疫指标、自身抗体谱、ANCA、抗 GBM 抗体、乙肝五项等检查除外血管炎、多发性骨髓瘤等血液系统疾病,肿瘤及乙肝等继发性肾病综合征。

肿瘤常规：CA19-9 40.57 U/ml↑。

免疫指标：补体 $C_3$0.855g/L，IgA、IgG 等均正常。

自身抗体谱、anti-GBM、ANCA 均阴性。

血尿 M 蛋白阴性。

乙肝 2 阴性。

尿红细胞相位差镜检：正常 8%，面包圈 76%，皱缩 16%。

肾小管三项：β_2微球蛋白>1000μg/L↑，尿视黄醇结合蛋白>2500mg/L↑，尿 N-乙酰 β-D 氨基葡萄糖苷酶定量 75.37 U/L↑。

结合上述检查结果，考虑原发性肾病综合征可能性大，进一步完善肾脏穿刺明确病理诊断。

肾穿病理结果：肾穿刺组织可见 40 个肾小球，其中 9 个球性硬化、13 个缺血性硬化，其余肾小球系膜细胞及基质轻度弥漫增生，局灶节段性中度加重，基底膜部分缺血皱缩，系膜区嗜复红蛋白沉积；其中 2 个球囊粘连，1 个细胞性、3 个细胞纤维性、2 个纤维性、1 个小细胞纤维性新月体形成。肾小管上皮空泡及颗粒变性，多灶状萎缩。肾间质多灶状淋巴及单核细胞浸润伴纤维化。小动脉管壁增厚。

免疫荧光：可见 3 个肾小球。IgA(+++)，IgG(-)，IgM(++)。C1q(-)，C_3(++)，FRA(-)，沿系膜区呈团块样沉积。IgG 亚型(-)。

符合局灶增生性 IgA 肾病伴缺血性肾损伤(图 1-5-1)。

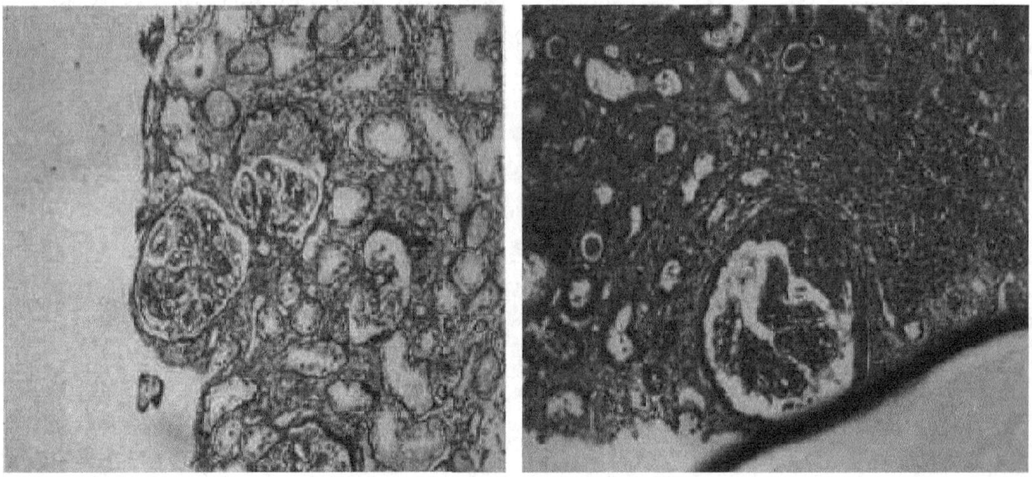

图 1-5-1　患者肾穿刺病理光镜所见

知识点：　　IgA 肾病的临床特点

IgA 肾病可发生于任何年龄，20~30 岁最常见，10 岁以下及 50 岁以上者少见，男性多于女性，男女比例为(2~3)∶1。

半数以上的 IgA 肾病患者有诱发因素，常见的为上呼吸道感染，少数有泌尿系统和肠道感染，以及烧伤和剧烈运动等。

IgA 肾病临床表现多样，几乎包括了原发性肾小球肾炎的所有临床表现，为肾小球源性血尿最常见的原因，主要包括肉眼血尿（40%～50%）、无症状性血尿或蛋白尿（30%～40%）、肾病性蛋白尿或肾病综合征（5%）、急性肾衰竭（<5%）及慢性肾衰竭。

IgA 肾病肾活检时机和病理诊断

肾活检时机：发作性肉眼和（或）镜下血尿，血清 IgA 升高，拟诊 IgA 肾病，应及时行肾活检以明确诊断。欧美国家多主张持续性尿蛋白>1g/日，国内多主张持续性尿蛋白>0.5g/日伴镜下血尿时进行肾穿刺活检。

病理表现

光镜：表现多样，几乎包括各种原发性肾小球肾炎的病理表现，常见弥漫性系膜增生或局灶节段增生性肾小球肾炎。

免疫荧光：可见 IgA 或以 IgA 为主的免疫复合物颗粒样沉积于系膜区——诊断标志（图 1-5-2）。

电镜：系膜区为主的电子致密物沉积（图 1-5-3）。

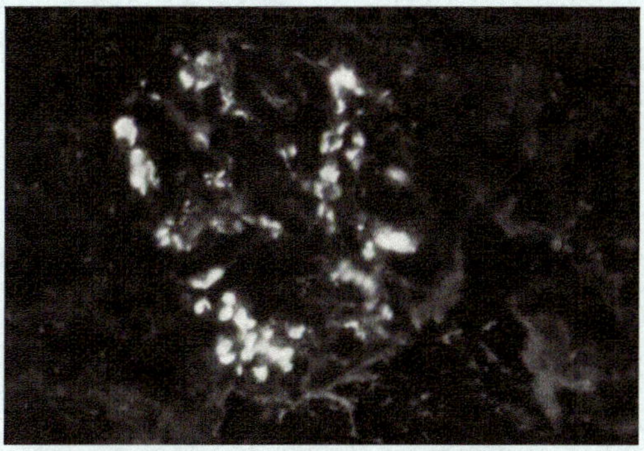

图 1-5-2　IgA 肾病的免疫荧光表现

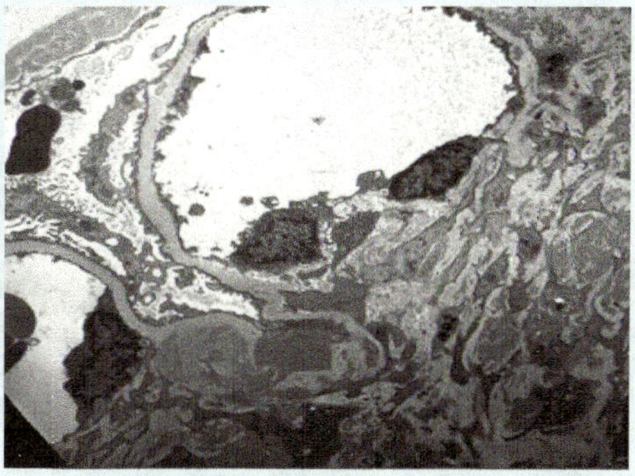

图 1-5-3　IgA 肾病的电镜下表现

3. 诊断确定后，下一步该如何治疗？

第一阶段——对症治疗

低盐低脂饮食、限水、记出入量、测体重。

硝苯地平控释片 30mg qd 降压，阿托伐他汀 20mg qn 降脂，间断托拉塞米、呋塞米利尿，氯化钾缓释片口服补钾。

第二阶段——病因治疗

结合肾穿病理结果，考虑 IgA 肾病诊断明确，与家属充分沟通后加用醋酸泼尼松 30mg qd 治疗原发病，辅以碳酸钙 200mg tid 及骨化三醇 0.25μg qd 治疗，同时调整降压药物为缬沙坦 80mg qd，继续间断输注血浆、利尿、补钾。

第三阶段——评价治疗效果

双下肢水肿明显消退。复查尿常规：Pro（+++），BLD（+），WBC 6/μl，RBC43/μl↑。24 小时尿蛋白 2.8g/日↑。生化：ALT 23U/L，AST 17U/L，TP 43.2g/L↓，ALB 23.3g/L↓，CRE 109μmol/L↑，LDL-C 6.24mmol/L↑，TC 1.38mmol/L，Ca^{2+} 1.85mmol/L↓，K^+ 3.42mmol/L↓。

患者病情平稳，出院门诊随诊。

知识点： **肾病综合征的治疗原则**

一般治疗：适当休息，限制水钠摄入（NaCl<3g），正常蛋白饮食[0.8～1.0g/(kg·d)]。

药物治疗：利尿消肿；免疫抑制治疗；调脂治疗；抗凝治疗（Alb<20g/L，膜性肾病 Alb<25g/L）。

IgA 肾病的治疗原则：IgA 肾病是肾脏免疫病理相同，但临床表现、病理改变和预后变异甚大的原发性肾小球病，其治疗应根据不同的临床表现、病理表现综合予以合理治疗。

【病例小结】

老年发病的肾病综合征并不常见，在病因上有原发性和继发性两类，尤其继发性因素中糖尿病肾病、肾淀粉样变性、骨髓瘤性肾炎、淋巴瘤或实体肿瘤性肾病应特别注意除外。而当无创检查化验不能明确诊断时，肾脏穿刺病理活检是明确诊断的金标准。高龄并不是肾脏穿刺病理活检的禁忌证。此患者积极进行了肾脏穿刺病理活检，明确了病因，治疗取得了阶段性效果。

以肌无力、茶色尿起病的细菌性肝脓肿

[病情简介]

主诉与现病史：患者，女性，71岁，主因“双下肢无力7天，茶色尿3天”入院。患者7天前下午劳累后出现双下肢无力，腰腹部为著，直立困难，无肌肉酸痛，无发热，无呼吸困难、言语困难，无意识丧失，无肢体瘫痪，未予治疗。分别于随后两天夜间再次出现起床困难，需在地面上支撑身体起来，起来后可扶墙行走。4天前因双下肢无力症状加重，停用降脂、降糖、降压、抗血小板等药物。3天前发现尿液呈浓茶色，伴有尿失禁，就诊于我院门诊，查血MYO 251.1ng/ml↑、CK 1700ng/ml↑、K^+ 3.12mmol/L↓，头颅CT未见异常，给予改善循环、对症治疗后，症状无明显缓解为进一步诊治收入院。患者发病以来无发热，无头晕、头痛，无恶心、呕吐，无腹痛、腹泻，无意识障碍。患者精神、饮食可，睡眠好，大便如常，体重无明显变化。

既往史、个人史和家族史：高血压病史10余年，口服硝苯地平控释片30mg qd，血压控制在正常范围内。高脂血症病史1年，间断口服阿托伐他汀10mg qn。心房颤动病史1年。糖尿病病史5个月，口服瑞格列奈、二甲双胍，未规律监测血糖。无肝炎、结核病史及其密切接触史，无手术史，无外伤史，无血制品输注史，无过敏史。父亲患高血压，一弟患糖尿病。

查体：体温38.2℃，呼吸18次/min，脉搏120次/min，血压120/70mmHg。神清，查体不合作，双肺呼吸音，未闻及干、湿啰音。心界不大，心率132次/min，心律绝对不齐，S_1强弱不等，腹平软，全腹无压痛，肝脾肋下未及，移动性浊音阴性。双下肢无水肿，右下肢肌张力稍低，左下肢肌力Ⅳ⁺级，右下肢肌力Ⅲ级，双上肢肌力近端Ⅴ级。双下肢腱反射对称引出。肢体无瘫痪，左侧病理反射未引出，右下肢巴宾斯基征可疑阳性。

[接下来需要考虑的问题]

1. 患者最可能的诊断是什么？还需进行哪些辅助检查？

患者老年女性，以双下肢肌无力起病，伴有茶色尿、尿失禁，发病时无发热，首先考虑肌无力原因待查，化验检查发现血肌酸激酶、肌红蛋白显著增高，提示存在横纹肌溶解。患者有他汀类药物服药史，但服药时间已近1年，考虑药物所致可能性不大。入院后进一步完善检查。

血常规：WBC 10.34×10^9/L↑，NE% 93.49%↑，RBC 3.73×10^9/L，Hb113.7g/L↓，PLT 52.2×10^9/L↓。

生化：ALT 88U/L↑，AST 150U/L↑，LDH 712U/L↑，GGT 125U/L↑，ALP 152U/L↑，CK 6020U/L↑，T-Bil 50.2μmol/L↑，D-Bil 33.1μmol/L↑，BUN 4.42mmol/L，CRE 45μmol/L。

电解质：K^+ 3.12mmol/L↓。

血沉：52mm/h↑。

降钙素原：3.34ng/ml↑。

免疫：正常，抗核抗体、自身抗体谱、狼疮抗体均阴性。

血尿 M 蛋白：阴性。Coomb 试验：阴性。

甲状腺功能：正常。

床旁胸片正位(坐位)：双肺纹理增重。

床旁超声心动图：心内结构及血流未见明显异常。

床旁腹部超声：肝右叶(S6 段)低回声包块，性质待定。

同时患者在入院当天出现发热，体温最高达 39.0℃，伴有畏寒、寒战，结合化验检查，提示存在细菌性感染。同时患者氨基转移酶增高、胆红素增高、腹部超声提示肝右叶低回声包块，提示肝脏存在病变，考虑细菌性肝脓肿可能。

知识点：　　　　横纹肌溶解综合征(rhabdomyolysis，RM)

指一系列因素影响横纹肌细胞膜、膜通道及其能量供应的多种遗传性或获得性疾病导致的横纹肌损伤。细胞膜完整性的改变，细胞内容物漏出，包括肌红蛋白、肌酸磷酸激酶等酶类及离子和小分子毒性物质，常常伴有威胁生命的代谢紊乱和急性肾衰竭。1881 年 Fleche 首先报道了由于肌肉压迫所致的横纹肌溶解症，20 世纪 70 年代以后相继报道了脑卒中、中毒及感染等非创伤病因所致的横纹肌溶解。

病因：由创伤所致的横纹肌溶解曾命名为间隙综合征或挤压综合征。间隙综合征指肢体因创伤或受挤压后骨筋膜间隙压力增高造成的神经肌肉缺血的局部表现；而挤压综合征是指直接创伤或缺血-再灌流所造成的肌损伤的全身系统表现。广义上讲，横纹肌溶解是由于骨骼肌破坏导致细胞内容物释放入血和从尿排出的综合征。除了创伤因素外，非创伤因素包括遗传性病因、过量运动、肌肉挤压、缺血-代谢异常、极端体温、药物毒物、感染等因素均可导致横纹肌溶解。其中感染是造成横纹肌溶解的原因之一，流感病毒是引起横纹肌溶解的最常见的病毒，单纯疱疹病毒、EB 病毒、柯萨奇病毒及 AIDS 病毒感染引起的 RM 也有报道，但其确切的发生机制尚不十分明确；军团杆菌是引起横纹肌溶解的最常见细菌，也有链球菌属、沙门菌属等的报道。

临床及实验室特征

(1) 不同程度的肌肉肿胀和肢体无力。

(2) 黑"茶色"小便提示肌红蛋白尿。

(3) 肌酸激酶及其他肌酶(氨基转移酶、醛缩酶、乳酸脱氢酶等)均升高。

(4) 肌酐、尿素、尿酸升高；高 K^+、低或高 Ca^{2+}、高 P^{3+} 及代谢性乳酸酸中毒。

(5) 血小板减少或弥散性血管内凝血(DIC)。

(6) 部分可发热，白细胞升高。

(7) 30% 患者合并急性肾衰竭。

(8) 创伤性常伴有低血容量休克代谢紊乱及心脏受损。

实验室检测方法及评估

(1) 肌酸磷酸肌酶(CK)及其同工酶作为一种主要的肌酶，当肌细胞损伤或死亡时 CK 释放入血，血浆 CK>1000U/L 提示肌肉损伤，当 CK>20 000U/L 时出现肌红蛋白尿，排除其他原因造成的损伤可以诊断为肌肉损伤。心肌、骨骼肌和脑中均存在 CK，为进一步鉴别 CK 的来源，常做同工酶分析，正常人 CK-MB/CK<1%，当其比值介于 1%～3% 时，可以提示骨骼肌受损。

(2) 血、尿肌红蛋白检测为阳性。

(3) 酰基肉毒碱作为筛选脂肪酸氧化疾病相关的横纹肌溶解确切病因的指标。

(4) 尿二羧基酸排泄作为确定相应的酶缺陷的代谢肌病或横纹肌溶解的判断指标。

(5) 分子点突变分析用以诊断与中链酰基辅酶 A 脱氢酶(MCAD)缺乏相关的代谢性肌病及横纹肌溶解。

(6) 长链三酰甘油负荷实验或禁食试验，以了解酮体衰竭协助诊断脂肪酸代谢障碍肌病及横纹肌溶解。

病理改变

(1) 肌活检病理：横纹肌组织部分肌纤维消失，间质炎细胞浸润。但50%的横纹肌溶解患者无肌肉损伤症状，因此，肌肉活检并非诊断非创伤性横纹肌的必要手段。

(2) 肾活检显示，当合并有急性肾衰竭时，远端肾单位有肌红蛋白管型形成；近端肾小管坏死，上皮细胞脱落；单克隆抗体 En Vision 法阳性。

并发症：横纹肌溶解在临床上很多时候是通过其并发症发现的，包括电解质紊乱、代谢性酸中毒、低血容量、肾衰竭、弥散性血管内凝血及急性肌肉萎缩。高钾血症会危及生命，治疗比较棘手，因为尽管血钾高，但总体钾是缺少的。由于乳酸大量生成，加上尿酸、磷酸盐、硫酸盐及血钾，导致机体处于严重酸中毒状态。高钾血症、低血容量等因素导致机体肌红蛋白性肾衰竭。33%横纹肌溶解患者最终发生肾衰竭；相反，7%～15%的急性肾衰竭原因是横纹肌溶解。

急性肾衰竭：肌肉坏死使大量液体流到第三间隙，造成有效血容量减少导致的低血容量休克；肌损伤后细胞坏死溶解，释放钾、磷酸、乳酸、肌球蛋白和肌酸激酶，经静脉回吸收进入血液循环造成高钾血症、酸中毒；大量的肌红蛋白对肾小管的直接损害及造成的肾小管管腔阻塞，引起急性肾衰竭；潜在的血管活性物质引起肾缺血，从而降低肾小球滤过率。

炎症反应及多器官功能障碍综合征(multiple organ dysfunction syndrome，MODS)：横纹肌溶解后，血清中TNF-α浓度增高，继之IL-6等促炎介质大量释放，这些细胞因子和炎症介质的大量释放促进内皮损伤，导致机体炎症反应的发生。机体在横纹肌溶解后的内皮损伤和凝血功能损伤的共同作用下促进脓毒症的发生和发展，病情进一步发展为MODS。

治疗

(1) 阻止进一步肌肉损害：去除可逆性导致肌肉损害的因素，如间隙综合征，采取的措施包括迅速去除受压的肢体并转移到医院，使制动的肢体放松，去掉抗休克衣等。

(2) 纠正低血容量和肾脏缺血：一旦发生横纹肌溶解则应尽可能早期输入大量液体，保证血容量及稀释已经到达肾脏的肌红蛋白。

(3) 促进肌红蛋白从肾脏排出：应用碳酸氢钠碱化尿液。甘露醇通过促进肌红蛋白里Fe^{2+}的释放，减少肌红蛋白对肾小管的直接和间接毒性作用及潜在的血管扩张作用，可提高肾血流量，减少肾缺血状态；同时作为自由基清除剂，减轻自由基对肾脏的损害。

(4) 血液净化疗法：横纹肌溶解时肌酐、尿素氮及血K^+的浓度迅速提高，早行持续性肾脏替代疗法(CRRT)可以有效降低肌酐、尿素氮及血钾浓度。肌红蛋白的相对分子质量为17 000，不能通过透析膜，血浆置换可以清除肌红蛋白。以上治疗可以缩短肾功能恢复时间，对横纹肌溶解的治疗起到重要的作用。另外，横纹肌溶解时大量的炎症介质释放，CRRT对清除炎症介质、避免其他脏器的继发性损害也具有重要意义。

横纹肌溶解是肌肉受到损伤后大量肌细胞释放到血液循环中的一组综合征，创伤和非创伤的多种原因都可以导致其发生，可引起电解质紊乱、酸中毒、凝血障碍、低血容量及急性肾衰竭，诱发贫血症和MODS，严重者可以致死。干预措施包括早期监测、去除诱因、碱化尿液、利尿及血液净化等。发生横纹肌溶解的患者需要严密监护。早期诊断、及时干预对其预后至关重要。

2. 患者还需完善哪些辅助检查？诊断是什么？

考虑细菌性肝脓肿，进一步行腹部CT检查：肝脏大小形态未见异常，S6段可见一个8. 3cm×6. 6cm×6. 1cm类圆形低密度灶，上半部边缘模糊，增强CT扫描可见病灶呈多房性，囊壁及分隔可见强化，囊内容物未见强化，外胆管未见异常扩张，考虑肝脓肿可能性大(图1-6-1)。发热、寒战时抽取血培养：肺炎克雷白杆菌。至此，细菌性肝脓肿诊断明确，考虑患

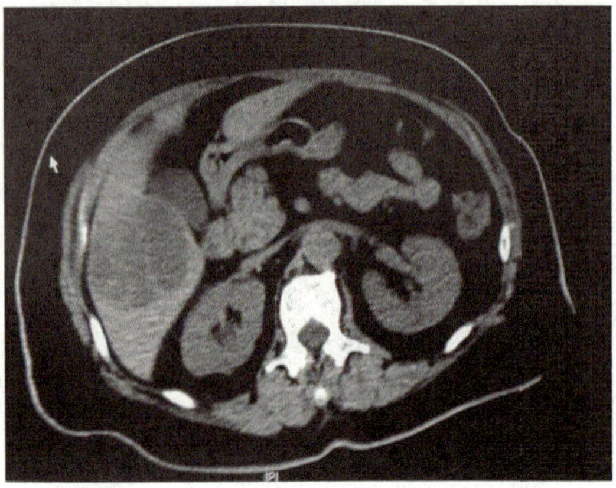

图 1-6-1　患者腹部 CT 提示肝右叶肝脓肿

者横纹肌溶解、肌无力均为重症感染所致。

3. 诊断确定后,下一步该如何治疗?

一般治疗:休息、监测出入量及生命体征、吸氧,输注血小板、营养支持治疗。

控制血糖:给予胰岛素强化治疗方案。

抗感染:开始给予经验性抗感染治疗,先后予哌拉西林舒巴坦、头孢他啶、甲硝唑、左氧氟沙星治疗,效果不明显。病因明确后,根据药敏结果换用头孢哌酮舒巴坦抗感染治疗 10 余天,体温恢复正常,肌无力症状缓解,肌酶指标均恢复正常。

肝脓肿穿刺引流:因患者肝脓肿较大(>3cm),外科建议超声引导下细针经皮穿刺抽脓和置管引流,患者及家属拒绝穿刺,抗生素保守治疗,症状好转后出院。

知识点:　细菌性肝脓肿与糖尿病

细菌性肝脓肿是临床较少见的威胁生命的感染性疾病,近年来发病率呈逐年上升趋势。其主要危险因素包括糖尿病、肝胆系统疾病、恶性肿瘤、肾病、肺炎等,其中糖尿病病史是最重要的危险因素之一。糖尿病患者发生细菌性肝脓肿的危险比非糖尿病患者增加 3.6 倍,且此类患者临床表现不典型,容易导致漏诊和误诊。

糖尿病患者发生肝脓肿的致病菌以肺炎克雷白杆菌(KP)最常见。KP 属革兰阴性杆菌,正常情况下寄生于人体上呼吸道和肠道,不会感染人体,当机体抵抗力下降或合并基础疾病时,则可导致多个系统发生感染。

糖尿病合并细菌性肝脓肿患者应在有效控制血糖(6.0~9.0mmol/L)的同时控制感染;抗生素选择大剂量抗生素,多选择三代头孢+甲硝唑或奥硝唑,后根据药敏试验结果调整。肝脓肿常使患者处于极度消耗状态,需营养支持,纠正低蛋白血症及水电解质酸碱失衡。直径<3cm 的脓肿保守治疗后多能治愈。当保守治疗病情未见好转或脓肿较大(>3cm)时,彩超引导下细针经皮穿刺抽脓和置管引流成为细菌性肝脓肿的一线治疗方法。

因此,糖尿病患者出现发热时,即使无腹部压痛及肝区叩痛等阳性体征,也应警惕细菌性肝脓肿的可能,及早行腹部超声检查,并反复复查,避免延误诊治。

【病例小结】

肝脓肿在老年、机体抵抗力差的患者中时有见到,但此病例以肌无力、茶色尿起病,发病时表现为横纹肌溶解综合征,临床并不多见。但随着病情发展,出现发热、肝脏影像学表现,临床医生顺着这些细节“拨开现象见本质”,找到了引起横纹肌溶解的“元凶”。经过有针对性的抗生素治疗,病情得到控制。

甲状腺功能减退合并肾功能不全、贫血

[病情简介]

主诉与现病史：患者，男性，79岁，主因“乏力伴困倦1个月余，加重2周”就诊。患者近1个月余无明显诱因出现乏力、易困倦，伴畏寒、嗜睡、反应迟钝、记忆力减退，并出现厌食，无明显体重增加、便秘及腹胀，无胸闷、喘憋及呼吸困难，无心悸、胸痛，无头晕、黑矇及意识障碍，就诊于我院内分泌科，查甲状腺功能：FT_4 9.51pmol/L↓，FT_3 2.61pmol/L↓，T_3 42.54ng/dl↓，T_4 5.6μg/dl，TSH 6.933μIU/ml↑，TG-Ab 159.6IU/ml↑，TPO-Ab 182.2IU/ml↑，考虑为“甲状腺功能减退”，予优甲乐25μg qd治疗无明显好转。近2周厌食、嗜睡症状较前明显加重，伴眼睑及四肢肿胀，为进一步诊治门诊以“甲状腺功能减退”收住院。患者自发病以来，无发热、多汗、心悸、手抖，无周期性麻痹，无少尿，无夜间阵发性呼吸困难及端坐呼吸，无黑便、呕血及呕咖啡样物质。精神、食欲差，嗜睡，二便正常，体重减轻约1kg。患者发病前10余天曾患上呼吸道感染。

既往史、个人史和家族史：高血压病10余年，服用硝苯地平控释片治疗，血压控制在120/80mmHg左右。糖尿病病史10余年，口服格列美脲、阿卡波糖，血糖控制在空腹6～7mmol/L，餐后9～11mmol/L。10年前曾因胃溃疡致消化道出血，7年前复查胃镜溃疡愈合。5个月前因“消瘦”于我科查腹部CT发现“胰头部肿物，十二指肠乳头增大”，腹部MRI示“胰头部异常信号影，胰管明显扩张，考虑胰腺导管内乳头状黏液瘤（IPMN）可能性大”，诊断为“胰腺导管内乳头状黏液瘤”，拒绝手术治疗。无肝炎病史及其密切接触史，无结核病史及其密切接触史，无手术史，无外伤史，无血制品输注史，无过敏史，无吸烟饮酒史，二子均患甲状腺功能亢进。

查体：体温36.3℃，脉搏104次/min，呼吸18次/min，血压105/60mmHg，表情淡漠，嗜睡，皮肤干燥发凉、粗糙脱屑，骶尾部可见一约1.0cm×0.5cm的皮损，眼睑、四肢皮肤水肿，甲状腺Ⅰ度肿大，质中，表面光滑，无压痛，活动度可，甲状腺血管无杂音，浅表淋巴结未及肿大，双肺呼吸音清，未及干、湿啰音，心界不大，心率104次/min，心律齐，各瓣膜听诊区未及病理性杂音及额外心音，舟状腹，无压痛、反跳痛及肌紧张，肝脾肋下未及，移动性浊音阴性，肠鸣音减弱，神经系统查体未见异常。

[接下来需要考虑的问题]

1. 患者最可能的诊断是什么？还需进行哪些辅助检查？

结合患者临床症状，既往病史和化验提示TSH升高，FT_3、FT_4降低，考虑原发性甲状腺功能减退诊断，病因需要考虑如下：亚急性甲状腺炎？桥本甲状腺炎？其他原因所致甲状腺功能减退？进一步完善检查以明确诊断。

入院后查甲状腺功能：FT_4 10.75pmol/L↓，FT_3 1.87pmol/L↓，T_3 35.23ng/dl↓，T_4 4.2μg/dl，TSH 1.510μIU/ml，TG-Ab 101.2IU/ml↑，TPO-Ab 84.9IU/ml↑。

血常规：WBC 7.51×10^9/L，NE% 87.4%↑，Hb 62g/L↓，PLT 168×10^9/L。

尿常规：GLU（+++，）潜血（±），RBC 17/μl，细菌 122/μl。

便常规：潜血(+)，未见 RBC、WBC。

心肌损伤标志物：cTnI 0.109ng/ml↑，MYO 195.3ng/ml↑，CK-MB 2.2ng/ml。

BNP：81 pg/ml。

生化指标：TP 49.2g/L↓，ALB 27.8g/L↓，CO_2CP 15.6mmol/L，UA 544μmol/L↑，BUN 42.69mmol/L↑，CRE 503μmol/L↑，CHO 2.07mmol/L↓，TBIL 1.5 μmol/L↓，DBIL 0.7μmol/L↓，GLU 15.02mmol/L↑，HDL 0.48mmol/L↓，IP 1.93mmol/L↑，LDL-C 1.03mmol/L↓，Ca^{2+} 1.63mmol/L↓。

DIC 全项：PTA 114%，FDP 20.8μg/ml↑，D-Dimer 3291ng/ml↑。

血沉：28mm/h↑。

糖化血红蛋白：8.2%↑。

尿 ACR：21.14mg/g。

床旁彩超：胰头区低回声包块，双肾实质回声增强，腹部肠管胀气。

床旁胸片：左下肺陈旧病变。

患者一般情况较差，无法外出行甲状腺超声或甲状腺扫描检查。分析患者既往无抗甲状腺药物使用史，无甲状腺手术史，无放射线接触史，无碘过量摄入等情况，基本可除外外因导致甲状腺功能减退。患者虽有起病前上呼吸道感染史，但无甲状腺疼痛和发热、心悸、多汗等一系列甲状腺毒症表现，不支持亚急性甲状腺炎。患者查体可见甲状腺Ⅰ度肿大，质中，多次查 TG-Ab、TPO-Ab 阳性，目前考虑桥本甲状腺炎。给予优甲乐 25μg qd 后甲状腺功能仍低，调整优甲乐至 50μg qd 治疗。同时给予鼻饲营养液，补充白蛋白等对症治疗。

知识点：　　　　甲状腺功能减低症(hypothyroidism，简称甲减)

定义：甲减是由于甲状腺激素合成和分泌减少或组织利用不足导致的全身代谢减低综合征。临床甲减的患病率为 1% 左右，女性较男性多见，随年龄增加患病率上升。

分类

1. 根据病变发生的部位分类：①原发性甲减。由于甲状腺腺体本身病变引起的甲减，此类甲减占全部甲减的 95% 以上。原发性甲减的病因中自身免疫、甲状腺手术和甲状腺功能亢进症(甲亢) ^{131}I 治疗三大原因占 90% 以上。②中枢性甲减或继发性甲减。由于下丘脑和垂体病变引起的促甲状腺激素释放激素(TRH)或者促甲状腺素(TSH)产生和分泌减少所致的甲减，其中由下丘脑病变引起 TRH 缺乏的甲减称为三发性甲减。垂体外照射、垂体大腺瘤、颅咽管瘤及产后大出血是中枢性甲减的较常见原因。③甲状腺激素抵抗综合征。由于甲状腺激素在外周组织实现生物效应障碍引起的甲减。

2. 根据病变的原因分类：如药物性甲减；手术后或 ^{131}I 治疗后甲减；特发性甲减；垂体或下丘脑肿瘤手术后甲减等。

3. 根据甲状腺功能减低的程度分类：临床甲减和亚临床甲减。

诊断

1. 病史：详细地询问病史有助于本病的诊断。如甲状腺手术、甲亢 ^{131}I 治疗；Graves 病、桥本甲状腺炎病史和家族史等。

2. 临床表现：本病发病隐匿，病程较长，不少患者缺乏特异症状和体征。症状主要表现以代谢率减低和交感神经兴奋性下降为主，病情轻的早期患者可以没有特异症状。典型患者畏寒、乏力、手足肿胀感、嗜睡、记忆力减退、少汗、关节疼痛、体重增加、便秘、女性月经紊乱或者月经过多、不孕。

3. 体格检查：典型患者可有表情呆滞、反应迟钝、声音嘶哑、听力障碍，面色苍白、颜面和(或)眼睑水肿、唇厚舌大、常有齿痕，皮肤干燥、粗糙、脱皮屑、皮肤温度低、水肿、手脚掌皮肤可呈姜黄色，毛发稀疏干燥，跟腱反射时间延长，脉率缓慢。少数病例出现胫前黏液性水肿。本病累及心脏可以出现心包积液和心力衰竭。重症患者可以发生黏液性水肿昏迷。

4. 实验室诊断：血清TSH和总T_4(TT_4)、游离T_4(FT_4)是诊断甲减的第一线指标。原发性甲减血清TSH增高，TT_4和FT_4均降低。TSH增高，TT_4和FT_4降低的水平与病情程度相关。血清总T_3(TT_3)、游离T_3(FT_3)早期正常，晚期减低。因为T_3主要来源于外周组织T_4的转换，所以不作为诊断原发性甲减的必备指标。亚临床甲减仅有TSH增高，TT_4和FT_4正常。

甲状腺过氧化物酶抗体(TPO-Ab)、甲状腺球蛋白抗体(TG-Ab)是确定原发性甲减病因的重要指标和诊断自身免疫甲状腺炎(包括桥本甲状腺炎、萎缩性甲状腺炎)的主要指标。一般认为TPO-Ab的意义较为肯定。日本学者经甲状腺细针穿刺细胞学检查证实，TPO-Ab阳性者的甲状腺均有淋巴细胞浸润。如果TPO-Ab阳性伴血清TSH水平增高，说明甲状腺细胞已经发生损伤。我国学者经过对甲状腺抗体阳性、甲状腺功能正常的个体随访5年发现，当初访时TPO-Ab>50IU/ml和TG-Ab>40IU/ml者，临床甲减和亚临床甲减的发生率显著增加。

5. 其他检查：轻、中度贫血，血清总胆固醇、心肌酶谱可以升高，部分病例血清催乳素升高、蝶鞍增大，需要与垂体催乳素瘤鉴别。

2. 患者入院后检查发现肾功能不全，病因是什么？还需完善哪些辅助检查？如何给予治疗？

患者肌酐水平由入院5个月前的114μmol/L升至503μmol/L，诊断为慢性肾病合并急性肾损伤，引起肾功能急剧下降的原因是什么：肾前性？药物？免疫病？进一步完善相关检查。

自身抗体谱：抗内皮细胞抗体、抗中性粒细胞胞质抗体-PR3(p-ANCA)、抗中性粒细胞胞质抗体-MPO(c-ANCA)、线粒体抗体IgG M_2、线粒体抗体IgG M_4、线粒体抗体IgG M_9、抗ENA抗体(SSB、SSA、RNP、Sm)、抗核抗体(ANA)均阴性。抗GBM抗体：阴性。血尿M蛋白：阴性。肾小管三项：β_2微球蛋白1000μg/L↑，视黄醇结合蛋白>2500μg/L↑，尿NAG活性测定阴性。

患者肾功能不全考虑肾前性因素可能性大，由于甲减、伴黏液性水肿，有体液潴留，肾前性灌注不足导致肾损伤。无肿瘤、结石，无相关服药史，相关肾病抗体结果阴性可基本排除肾性及肾后性因素影响。

治疗方面以适当扩容为主以改善肾脏灌注。治疗5天后复查肌酐为368μmol/L。

知识点： **肾前性肾衰竭**

产生肾前性急性肾衰竭的根本原因是由于各种因素引起的有效循环血量减少，造成肾脏灌注压下降，使肾小球不能保持足够的滤过率，而肾实质的组织完整性却没有损害。

引起肾前性急性肾衰竭的常见原因：脱水、出血、各种休克和心力衰竭等。由于脱水或失血引起的肾前性氮质血症可以通过简单的扩容来治疗，而往往在应激状态下，当细胞外液容量大量膨胀，如在肝衰竭、肾病综合征和心衰时，可能因为动脉充盈不足而引发肾前性氮质血症。与心衰有关的肾前性急性肾衰竭则需要注意利尿药的用量、心脏负荷的降低及血管收缩药物的注射，从而改善肾脏灌注压。当和肝衰竭相关的肾前性急性肾衰竭发生时则特别难治，如过于积极使用利尿药，则非常容易产生急性肾小管坏死(ATN)或肝肾综合征(HRS)。肝肾综合征是肾前性氮质血症中特别严重的情况，此时肾脏血管的收缩及通过扩容引起心脏充盈都无法逆转，但是这种血管收缩可通过将肝肾综合征患者的肾脏移植到一个肝功能良好的患者身上而得以逆转，肝肾综合征也可以通过肝移植而得到逆转，所以其复杂程度可想而知。

3. 患者入院后检查发现中度贫血，病因是什么？还需完善哪些辅助检查？如何给予治疗？

患者血红蛋白由 5 个月前 100g/L 降低至入院时 62g/L，为正细胞正色素贫血。病因考虑：①患者甲状腺功能减低，贫血为甲减导致？②肾功能不全引起的肾性贫血？患者有慢性肾病合并急性肾损伤，但是既往血肌酐水平在 110μmol/L 左右，与血红蛋白降低不匹配。③患者既往肿瘤病史，不能除外肿瘤消耗引起贫血？④患者高龄，有消化性溃疡、胃出血、消化道肿瘤病史，入院时便常规潜血阳性，是否为消化道失血性贫血？为了明确贫血原因完善相关检查。

血常规：正细胞正色素贫血，RET 2.577%↑。

贫血检测：TIBC 26.32μmol/L↓，Fe 9.90μmol/L，UIBC 16.42μmol/L↓。

贫血组合：FERR 447.6ng/ml↑，维生素 B_{12} 1157pg/ml↑，FOL 6.16ng/ml。

Coombs 实验：阴性。

多次复查便常规(-)。

根据上述检查结果考虑可除外消化道出血、缺乏造血原料性贫血，病因可能与甲减、肾功能不全均相关，给予压积红细胞输入纠正贫血。

4. 患者入院后检查发现 cTnI 升高，原因是什么？

入院后发现患者心肌损伤标志物中 cTnI 0.109ng/ml↑，复查：cTnI 0.121ng/ml↑，MYO 169.4ng/ml↑，CK-MB 1.7ng/ml，BNP 90pg/ml。患者心电图未见 ST-T 改变，多次复查无动态变化（图 1-7-1）。床旁超声心动：心内结构和血流未见明显异常，左心室射血分数为 54%。

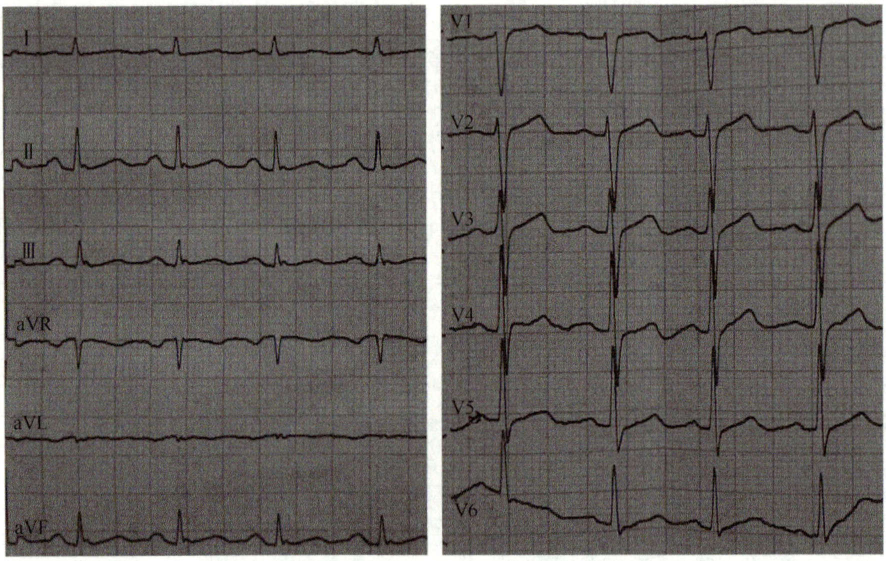

图 1-7-1 患者心电图

通过上述检查，结合患者既往无冠心病、心绞痛病史等，考虑甲减或贫血引起的心肌损伤可能性大。患者无明显胸痛、喘憋等不适，心电图无明显 ST-T 改变，但是患者甲减时心绞痛症状可能被掩盖，不能完全除外急性心肌梗死。

入院 10 天时，患者血红蛋白升高至 80g/L，甲状腺功能好转，复查 cTnI 降至正常水平。因此考虑患者可能为甲减和贫血引起的心肌损伤，随着这两个疾病的好转而逐渐好转。

5. 其他治疗及病情转归如何？

入院第 10 天复查甲状腺功能：FT_4 11.72pmol/L，FT_3 1.85pmol/L↓，TT_3 28.39ng/dl↓，TT_4 4.0μg/dl，TSH 2.716μIU/ml。此时，TSH 正常范围，而 FT_3和 TT_3尚低于正常。诊断为低 T_3综合征，不予调整用量，仍保持优甲乐 50μg qd。出院前复查甲状腺功能恢复至 FT_4 15.36pmol/L，FT_3 2.47pmol/L↓，TT_3 49.92ng/dl↓，TT_4 7.0μg/dl，TSH 1.314μIU/ml。

知识点：　　低 T_3综合征

低 T_3综合征亦称正常甲状腺性病态综合征（euthyroid sick syndrome，ESS），但 ESS 常特指非甲状腺源性低 T_3和低 T_3-T_4状态。

急性与慢性全身性非甲状腺疾病对甲状腺功能有明显影响。急性重症疾病时，T_4的内环脱碘酶被激活，T_4向 rT_3的转化加速，而 5′-脱碘酶活性下降，T_4向 T_3转化减慢，T_3生成率下降，使血清 FT_3下降，称为低 T_3综合征。引起低 T_3综合征的病因很多，临床上无特异性，有时可误诊为甲减。低 T_3综合征者血清 FT_4一般正常（有时可稍下降或稍升高），rT_3升高，TSH 正常。低 T_3综合征在急、慢性重症疾病恢复前很难与继发性及三发性甲减鉴别，而两者的鉴别又十分重要。一方面，因为在患有甲减的基础上合并糖尿病酮症酸中毒、高渗性昏迷、急性肾上腺皮质功能减退、垂体卒中、多发性创伤、心肌梗死、急慢性肝肾功能不全等疾病时，若不及时治疗甲减将造成严重后果。另一方面，将低 T_3综合征误诊为甲减而给予甲状腺激素替代治疗又会导致疾病的恶化甚至死亡。对伴有低 T_3综合征的重症疾病患者，在疾病恢复后应注意检查下丘脑-垂体-甲状腺轴功能，排除下丘脑性和垂体性甲减可能。低 T_3综合征不必治疗。FT_3明显下降伴 rT_3显著升高提示病情危重，预后不良。

患者在通过鼻饲营养支持，输入压积红细胞、白蛋白、血浆，补充甲状腺素、造血原料后，病情明显好转，血红蛋白逐步恢复并稳定在 80g/L，肌酐降低至 330μmol/L，同时 cTnI 降至正常。

此时考虑患者当前贫血与肾功能有明显关系，开始给予人工重组促红细胞生成素（EPO）治疗。患者病情好转后出院。

知识点：　　肾性贫血

肾性贫血是指各种因素造成肾脏促红细胞生成素（Erythropoietin，EPO）产生不足或尿毒症血浆中一些毒素物质干扰红细胞的生成和代谢而导致的贫血，是慢性肾功能不全发展到终末期常见的并发症。贫血的程度常与肾功能减退的程度相关。肾性贫血为慢性肾病的伴随症状，慢性肾病患者一旦并发肾性贫血，常外在表现有面色萎黄、眼结膜苍白、唇甲苍白无光泽等症状。

人工重组促红细胞生成素（EPO）是肾性贫血的主要治疗方法，也是有效的治疗方法。如无合并缺铁、炎症和细菌感染，单用 EPO 就可满意纠正贫血。EPO 的运用面临两大问题，一是费用过高，二是合并高血压。一般认为，用小剂量（25～30U/kg 体重，每周 3 次）皮下注射，可降低费用，减少高血压的发生率。

【病例小结】

此病例中患者入院时出现多系统功能恶化，病情恶化迅速，但经过积极治疗，病情得到控制和恢复。患者甲状腺异常存在甲状腺功能减退及低 T_3综合征两种情况，需要结合患者临床表现来确定治疗后的激素水平目标。患者心肌损伤考虑与贫血、甲减、恶液质有关，目前不能明确冠状动脉病变。患者经积极治疗后病情得到控制，今后长期治疗重点应从对症处理多系统病变逐渐转移至慢性肾病长期治疗上。整个病例的诊治过程体现了老年患者多种疾病存于一身的疾病特点，考验了临床医生全面考虑、综合分析病情的能力。

合并有冠心病的心肌淀粉样变性

[病情简介]

主诉及现病史：患者，女性，74 岁，主因“间断活动后喘憋、下肢水肿 1 年，加重 2 个月”入院。患者 1 年前受凉后出现咳嗽、咳痰，伴活动后喘憋，无胸痛，逐渐出现下肢水肿、夜间阵发性呼吸困难，当地就诊考虑老年退行性心脏瓣膜病、心衰、肺部感染，予抗感染、扩血管、利尿治疗后好转。7 个月前因胸闷、憋气，伴颈部紧缩感、大汗持续 4 小时不缓解，就诊完善心电图、心肌酶谱检查后考虑“急性广泛前壁心肌梗死”，予以双重抗血小板、扩血管、稳定斑块药物治疗，住院期间发现高度窦房传导阻滞，建议行起搏器植入，家属拒绝，喘憋症状好转后出院。2 个月前受凉后再次出现活动后喘憋，伴咳嗽、咳痰、纳差、腹胀、双下肢水肿，无发热，于当地医院就诊，予以强心、利尿、扩血管、抗血小板治疗后，咳嗽、咳痰症状好转。院外仍有活动后喘憋，伴纳差、双下肢水肿、夜间端坐呼吸。为进一步治疗收入院。患者自发病以来，无发热，无胸痛，有纳差、乏力，无恶心、呕吐，体重增加 1.5kg。

既往史及家族史：慢性支气管炎病史 10 年。胆囊切除术后 20 余年。无药物过敏史。家族史无特殊。

查体：体温 36.5℃，脉搏 80 次/min，呼吸 20 次/min，血压 100/60mmHg。神清，颈静脉充盈，肝-颈静脉回流征阳性，颜面、腰骶部、双下肢可凹性水肿。双下肺叩诊浊音，双下肺可闻及湿啰音。心界扩大，心率 80 次/min，律齐，各瓣膜听诊区未及病理性杂音及额外心音。腹软，无压痛、反跳痛及肌紧张，肝锁骨中线肋下 4cm 可触及，无触痛，脾肋下未及，移动性浊音阴性。神经系统查体未见异常。

入院前辅助检查

血常规：WBC 3.13×10^9/L↓，NE 38.7%↓，RBC 3.39×10^{12}/L↓，Hb 118g/L，PLT 111×10^9/L。

电解质：K^+ 3.2mmol/L↓，Na^+ 139.9mmol/L，Cl^- 105mmol/L。

D-Dimer 392ng/ml↑。

超声心动图：左、右心房扩大，右心室扩大，中度肺动脉高压，二尖瓣轻度反流，三尖瓣轻度反流，中等量心包积液，左室轻度向心性肥厚，左心室收缩功能轻度减低，LVEF 28.5%。

[接下来需要考虑的问题]

1. 患者最可能的诊断是什么？还需进行哪些辅助检查？

结合患者临床症状及既往病史，考虑喘憋的症状主要由冠状动脉粥样硬化性心脏病，心功能不全引起。入院诊断为：冠状动脉粥样硬化性心脏病、陈旧广泛前壁心肌梗死、心界扩大、窦性心律、心功能Ⅳ级（NYHA 分级）、慢性支气管炎、低钾血症、胸腔积液、心包积液。

完善相关检查。

入院心电图：窦性心律，Ⅰ度房室传导阻滞，V1～V5 导联呈 rS 型（图 1-8-1）。

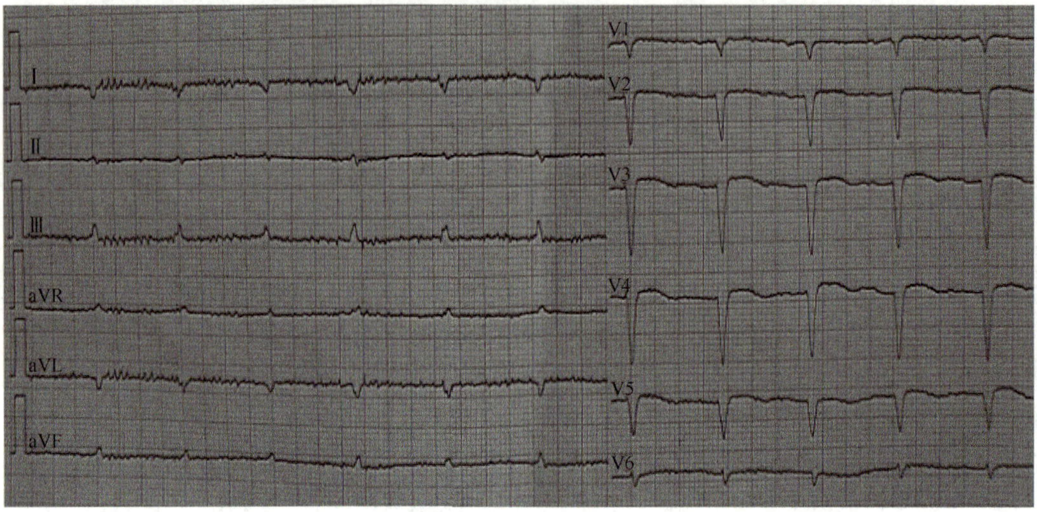

图 1-8-1 患者入院心电图

血常规:WBC 4.12×10^9/L,NE 56.1%,RBC 3.06×10^{12}/L↓,Hb 109g/L↓,PLT 93×10^9/L↓。

尿常规:比重 1.015,酮体(-),蛋白(±),白细胞 85/μl↑,细菌 8497/μl↑,亚硝酸盐阳性。

血气分析(未吸氧):pH 7.466↑,PCO_2 47.1mmHg,PO_2 75.4mmHg,HCO_3^- 34.2mmol/L↑,BE-10.1mmol/L↓,SaO_2 95.5%。

急诊八项:K^+ 3.14mmol/L↓,Na^+ 141.5mmol/L,BUN 3.97mmol/L,CRE 60μmol/L,GLU 5.34mmol/L。

心肌损伤标志物:cTnI 0.122ng/ml↑,MYO、CK-MB 正常。BNP 1754pg/ml↑。

ESR:70mm/h↑。

糖化血红蛋白:5.9%。

肿瘤常规:CA 125 118U/ml↑,CEA、CA 19-9、NSE、CYFRA 21-1 均正常。

甲状腺功能:正常。

尿 ACR:487.7mg/g↑。24 小时尿蛋白:0.11g/日↑。

胸片:心影增大,双肺渗出性病变,右下肺陈旧病变或盘状肺不张,双侧胸腔积液。

床旁腹部超声:肝静脉增宽,胆囊切除术后,双侧胸腔积液。

肺功能:通气功能中度损减,属阻塞型通气功能障碍,弥散功能减低,气道阻力增高,残气量增加,支气管扩张试验(-)。

2. 根据上述诊断及检查所予治疗及治疗后效果如何?

入院后治疗

抗血小板:阿司匹林 100mg qd、氯吡格雷 75mg qd。

扩血管:硝酸异山梨酯 3mg/h。

利尿:托拉塞米 20~40mg qd、螺内酯 20mg qd。

减轻心肌耗氧:酒石酸美托洛尔 6.25mg bid。

改善心室重构:培哚普利 2mg qd;地高辛 0.125mg qd;曲美他嗪 20mg tid。

补钾:枸橼酸钾 20ml tid。

其他：多索茶碱平喘、甲氧氯普胺及维生素 B_6 止吐。

上述治疗后患者出现血压偏低，为 80~100/45~65mmHg，停用培哚普利；根据出入量情况调整利尿剂用量，保持出入量负平衡。

治疗效果：给予上述治疗后患者憋气等左心衰竭症状改善，但水肿等右心衰竭症状明显。患者病情稍好转后进一步完善了超声心动检查，结果提示：左、右心房扩大，右心室扩大，中度肺动脉高压，二尖瓣轻度反流，三尖瓣轻度反流，中等量心包积液，左室轻度向心性肥厚，左室收缩功能轻度减低（图 1-8-2）。患者广泛前壁心肌梗死，超声心动检查未见室壁运动异常，却见不易解释的左、右心房及右心室扩大，考虑冠心病不能解释这些表现，需考虑肺心病或心肌病的可能。

M型/二维测量和计算
主肺动脉内径：2.4cm
主动脉根部内径：2.8cm
升主动脉内径：3.1cm
左心房前后径：3.5cm
右心室舒张末期内径：3.8cm

室间隔舒张末期厚度：1.4cm
左心室舒张末期内径：5.0cm
左心室收缩末期内径：4.3cm
左心室后壁舒张末期厚度：0.99cm

射血分数(Teich):28.5%
舒张末期容积(Teich):117.9ml
收缩末期容积(Teich):84.3ml
射血分数(MOD-sp4):45.2%
舒张末期容积(MOD-sp4):54.1ml
收缩末期容积(MOD-sp4):29.6ml

多普勒测量和计算
三尖瓣反流最大流速：377.0cm/s
三尖瓣反流最大压差：56.9mmHg
肺动脉最大流速：96.0cm/s
肺动脉峰值压力阶差：3.7mmHg

大血管主动脉根部内径正常。肺动脉主干内径正常。
心房左心房扩大。左心房上下径6.1cm。左心房左右径5.0cm。右心房扩大。右心房上下径6.3cm。右心房左右径5.1cm。房间隔连续性完整。CDFI：心房水平未见异常分流。
左心室：左心室轻度扩大。左心室壁弥漫性增厚。室壁运动不协调。室间隔连续性完整。CDFI：心室水平未见异常分流。
右心室：右心室扩大。右室左右径3.8cm。
二尖瓣：二尖瓣结构和功能未见明显异常。CDFI：二尖瓣轻度反流。
三尖瓣：三尖瓣结构和功能未见明显异常。CDFI：三尖瓣轻度反流。连续多普勒估测肺动脉收缩压为66mmHg。
主动脉瓣：主动脉瓣结构和功能未见明显异常。CDFI：主动脉瓣未见反流。
肺动脉瓣：肺动脉瓣结构和功能未见明显异常。CDFI：肺动脉瓣轻度反流。
心包：心包见液性暗区，收缩期1.1cm,舒张期0.78cm。

图 1-8-2　患者第一次超声心动图

此外在患者入院后第 7 天出现心房颤动、心率变慢，心电监测提示心率 44~55 次/min（图 1-8-3）。

动态心电图：总心搏 98 061 次，平均 69 次/min，最慢 41 次/min，最快 92 次/min。窦性心律，窦性心律不齐伴Ⅱ度及高度窦房传导阻滞（>2s 的 R-R 长间歇 145 次，最长 3s，发生于 4:59 时段）；偶发结性逸搏。

考虑心律失常原因：患者使用 β 受体阻滞剂或洋地黄类药物影响；患者入院时心电图提示Ⅰ度房室传导阻滞，不除外本身传导系统异常。

心内科会诊，考虑既往心肌梗死病史不确切，要鉴别心肌病，建议停用影响心率药物治疗。

3. 调取患者 7 个月前诊断急性广泛前壁心肌梗死的检查资料？

因患者 7 个月前在外地就诊，请家属返回当地医院复印病历资料。结果叙述如下。

（1）患者当时发作胸闷、憋气、大汗持续 4 小时，入院即刻行心电图检查（图 1-8-4）。

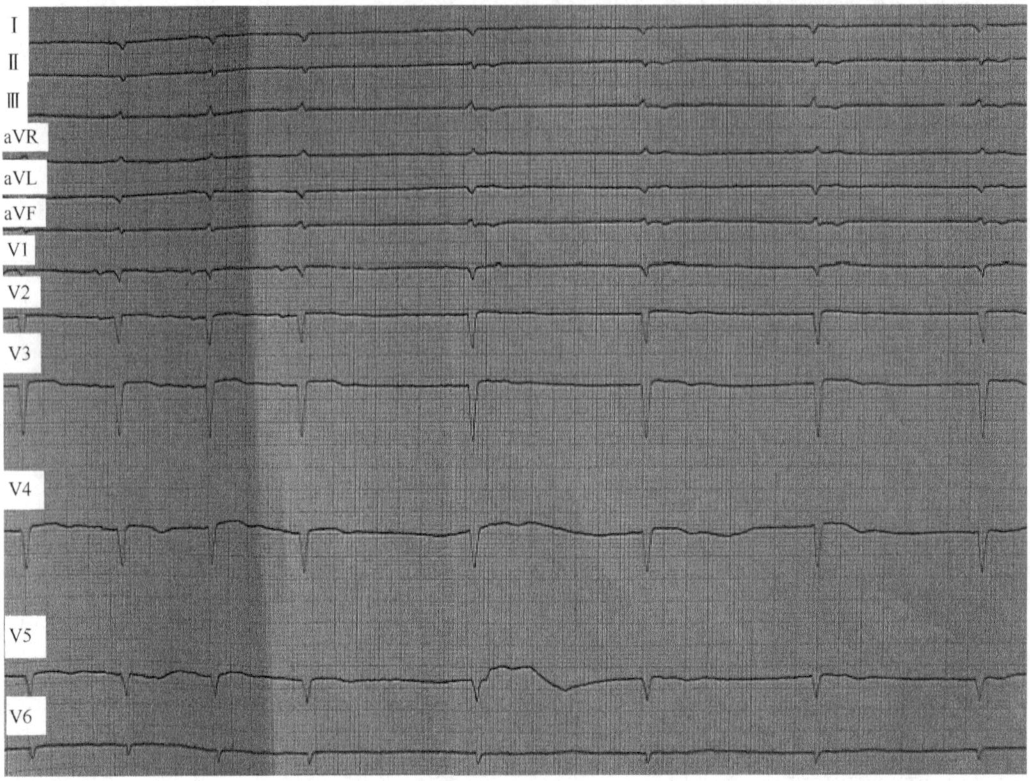

图 1-8-3　患者入院后第 7 天心电图

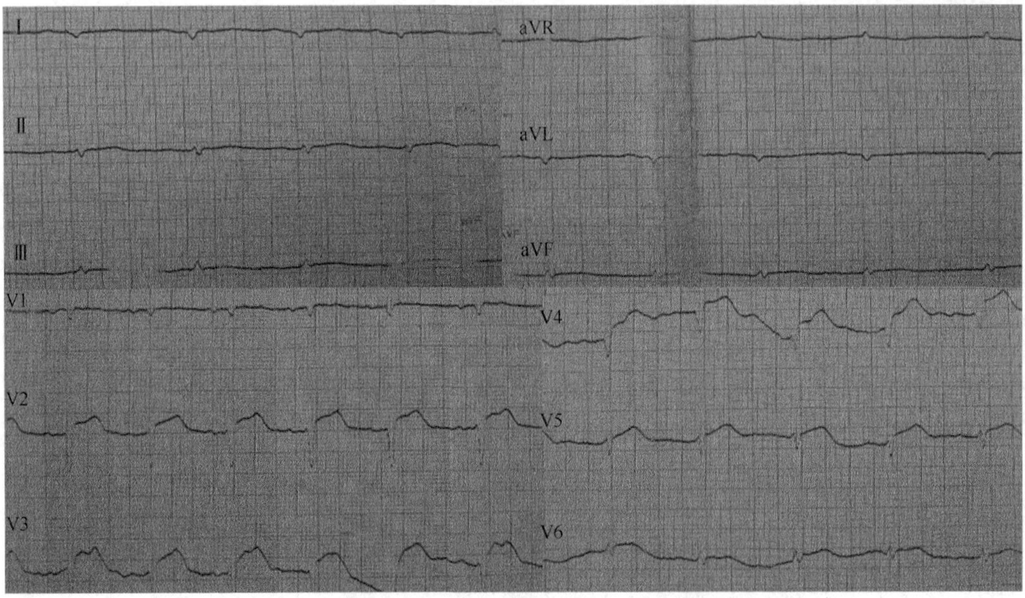

图 1-8-4　患者 7 个月前症状发作 4 小时，入院即刻心电图

（2）入院后 15min 心电图（图 1-8-5）。

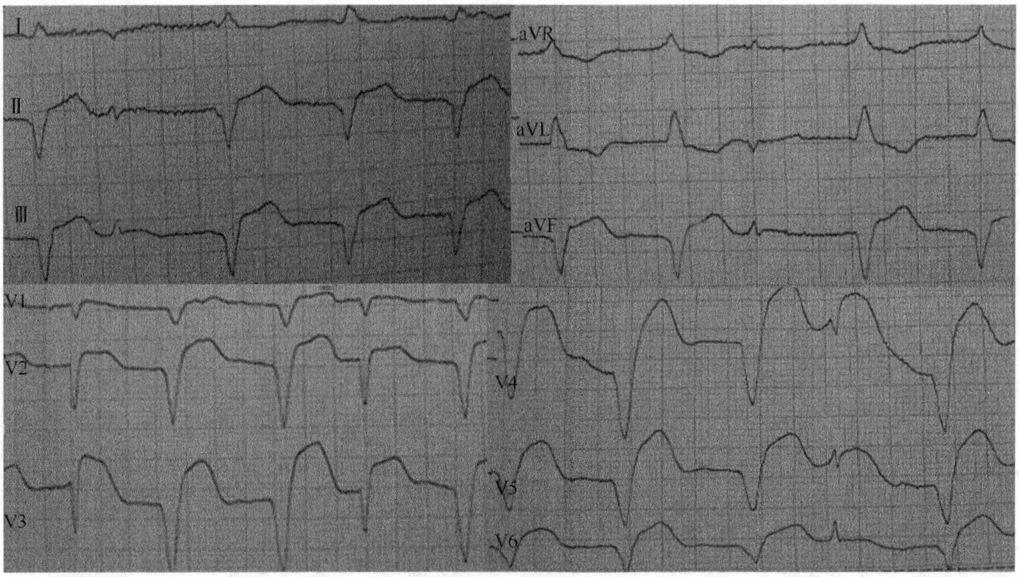

图 1-8-5　患者 7 个月前入院后 15min 心电图

(3) 入院后 1h 心电图(图 1-8-6)。

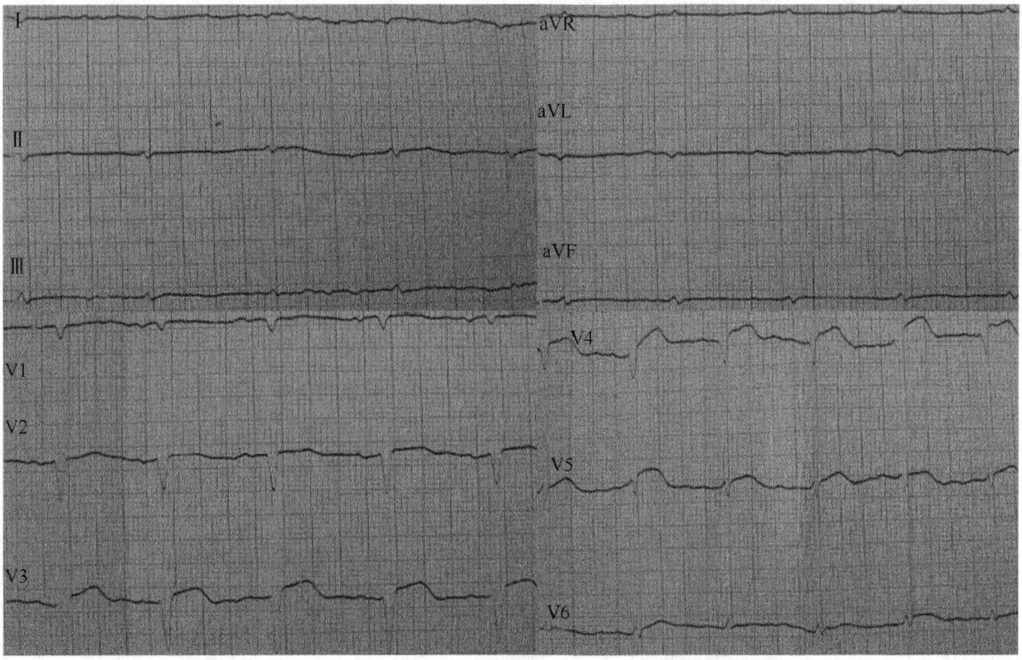

图 1-8-6　患者 7 个月前入院后 1h 心电图

(4) 入院后 9h 心电图(图 1-8-7)。

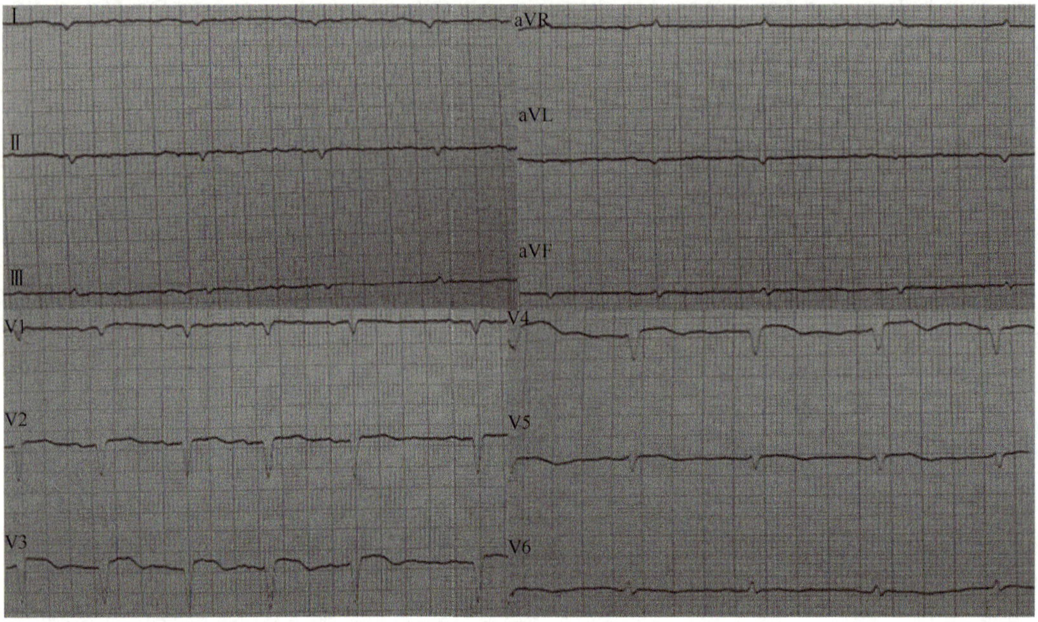

图 1-8-7　患者 7 个月前入院后 9h 心电图

(5) 患者症状发作时心肌酶变化(表 1-8-1)。

表 1-8-1　患者 7 个月前症状发作时心肌酶变化

日期	TnT-hs (0~14ng/ml)	MYO (7~72ng/ml)	CK-MB (0~20ng/ml)	CK (26~196ng/ml)
第 1 天	63.65	209		
第 2 天			36	315
第 3 天	1832		18	162
第 5 天			16	61
第 10 天	0.11			

结合患者 7 个月前症状发作时的心电图动态变化及心肌酶动态变化,考虑冠心病、陈旧广泛前壁心肌梗死明确。

4. 患者是否是在冠心病基础上合并心肌病？下一步检查？

进一步完善检查。

自身抗体谱:抗内皮细胞抗体、抗中性粒细胞胞质抗体-PR_3(p-ANCA)、抗中性粒细胞胞质抗体-MPO(c-ANCA)、线粒体抗体 IgG M_2、线粒体抗体 IgG M_4、线粒体抗体 IgG M_9、抗 ENA 抗体(SSB、SSA、RNP、Sm)、抗核抗体(ANA)均阴性。

免疫 3(尿):κ 轻链 1.85mg/dl,λ 轻链 5mg/dl。

免疫 8:IgA 0.11g/L↓,IgG 47.5g/L↑,IgM 0.176g/L↓,补体 C_3 0.657 g/L↓,补体 C_4 0.037g/L↓,CRP 1.82mg/L。

免疫 7:尿微量白蛋白 0.22mg/dl,尿 α1 微球蛋白 0.4mg/L,尿转铁蛋白 0.2mg/L,尿免疫球蛋白 G 0.3mg/L。

蛋白电泳(血清):γ 球蛋白 42.4%↑。

M 蛋白(血):IgG 型。

M 蛋白(尿):阴性。

复查尿 ACD 3.33mg/g。

复查 CA125 109.4U/ml↑。

复查超声心动图:左、右心房扩大,左心房前后径 4.3cm,右心房左右径 4.6cm,右心室扩大,舒张末期内径 4.1cm,二尖瓣中度反流,三尖瓣中度反流,左心室收缩及舒张功能减退,左心室肥厚,考虑左心室肥厚型心肌病、心肌淀粉样变?少量心包积液。

结合上述检查结果,免疫 8 结果回报提示 IgG 明显升高,IgA、IgM 对应下降,以及蛋白电泳提示 γ 球蛋白升高,不除外患者淀粉样变疾病可能,该病可出现单克隆球蛋白升高,进一步完善骨髓穿刺及骨髓活检。

骨髓涂片:骨髓增生Ⅳ级,可见浆细胞 13%,可见幼稚浆细胞。免疫分型:表达 λ,不表达 κ,为异常克隆性浆细胞(图 1-8-8)。

细胞名称			血片(%)	骨髓片		
				平均值	+/-SD	%
原始血细胞				0.08	0.01	
粒细胞系统	原始			0.64	0.33	1.0
	早幼			1.57	0.6	1.0
	中性	中幼		6.49	2.04	7.0
		晚幼		7.90	1.97	4.0
		杆状		23.72	3.5	13.0
		分叶		9.44	2.92	20.0
	嗜酸	中幼		0.38	0.23	
		晚幼		0.49	0.32	
		杆状		1.25	0.61	
		分叶		0.86	0.61	2.0
	嗜碱	中幼		0.02	0.05	
		晚幼		0.06	0.07	
		杆状		0.1	0.09	
		分叶		0.03	0.05	
红细胞系统	原始			0.57	0.3	
	早幼			0.92	0.41	5.0
	中幼			7.41	1.91	8.0
	晚幼			10.75	2.36	7.0
	早巨					
	中巨					
	晚巨					
淋巴系	原始			0.05	0.09	
	幼稚			0.47	0.84	
	成熟			22.78	7.04	15.0
单核系	原始			0.01	0.04	
	幼稚			0.14	0.19	
	成熟			3	0.88	4.0
巨核系统	原始					
	幼稚					
	产板巨					
	颗粒巨					33
	裸核巨					4
浆细胞	原始			0.004	0.02	
	幼稚			0.104	0.16	
	成熟			0.71	0.42	13.0
	网状			0.05	0.09	

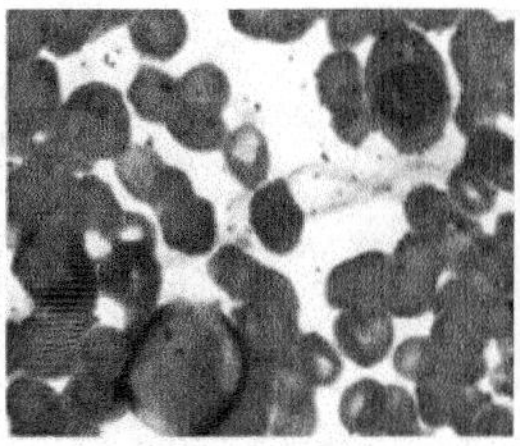

<图片一备注>

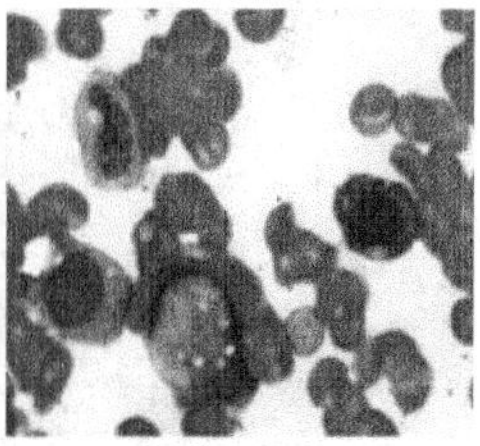

<图片二备注>

形态描述:

1. 取材,涂色可,染片欠佳。
2. 骨髓增生Ⅳ级,粒系占48.00%,红系占20.00%,粒:豆=2.40:1。
3. 粒系:原粒以下可见,各阶段比例大致正常。
4. 红系:早幼红以下可见,成熟红细胞形态大小不等,未见明显缗钱状排列。
5. 淋巴细胞比例正常。
6. 可见浆细胞13%,可见双核浆细胞。可见幼稚浆细胞。
7. 全片见巨核细胞37个,血小板散在可见。未见血片

图 1-8-8 患者骨髓形态学检查

骨髓免疫分型:

CD38st⁺、CD138⁺细胞占 3.84%,表达 CD45、CD38、CD138、CD19、cλ、CD200,部分细胞表达 CD117、CD33,不表达 CD7、CD10、CD34、cκ、CD13、CD28、CD56、CXCR4、CD9、CD20、

CD22、CD123，为异常克隆性浆细胞；$CD20^{+}$B 细胞占 0.96%。

头颅正侧位：顶骨、额骨可见少许类圆形低密度区。

骨盆片：双侧坐耻骨可疑密度欠均匀，骨盆轻度退行性病变。

根据结果患者多发性骨髓瘤诊断明确，临床考虑原发性淀粉样变性或多发性骨髓瘤伴有心脏淀粉样变诊断。但如要明确诊断，需得到心肌组织活检病理结果，患者及家属拒绝该检查。

5. 临床诊断后下一步治疗及病情转归如何？

因无法取得病理结果明确诊断，患者及家属拒绝化疗治疗，进一步纠正心力衰竭、对症治疗，逐渐停用静脉药物，改为口服药物。患者憋气、水肿症状逐渐缓解，一般情况好转，食欲好转，无夜间阵发性呼吸困难，轻度活动后无喘憋，双下肢水肿消失。出院返回原籍。

知识点： **心脏淀粉样变**

心脏淀粉样变是淀粉样物质沉积在心肌细胞外基质而引起的疾病。沉积浸润部位包括心房、心室、心瓣膜、心脏传导系统和血管周围等，临床表现包括限制性心肌病、心力衰竭、心瓣膜病变及各种心律失常。心内膜心肌活检为诊断金标准。

心脏淀粉样变按蛋白质性质分类分为以下几类(表 1-8-2)。

表 1-8-2　心脏淀粉样变性分类

类型	原纤维前体蛋白	临床综合征
AL	单克隆免疫球蛋白的轻链	
	系统性生成	与单克隆丙种球蛋白病、骨髓瘤等相关的系统性淀粉样变
	局部生成	局限于泌尿生殖道、胃肠道、皮肤、眼、呼吸道等处
AA	血清淀粉样 A 蛋白	与遗传或获得性慢性炎症性疾病相关的继发性淀粉样变
ATTR	正常血浆甲状腺转载蛋白	心脏显著受累的老年系统性淀粉样变
	遗传性甲状腺转载蛋白变体	常染色体显性遗传淀粉样变；家族性淀粉样多神经病，常有显著的心和(或)肾受累
$A\beta_2M$	β_2微球蛋白	与肾衰和长期透析相关的系统性淀粉样变，主要累及关节周围。
Aβ	(β-)淀粉样前体蛋白	老年性痴呆(阿尔茨海默病)
AIAPP	胰岛淀粉样多肽	2 型糖尿病中胰岛的淀粉样物质

临床表现

早期：心脏舒张功能障碍，逐渐进展，出现收缩功能不全，可呈限制性心肌病或充血性心力衰竭表现。

晚期：左心收缩功能恶化，可累及右心系统。血管受累可引起猝死和心肌梗死。心律失常：房性心律失常常见(如 AF)、传导异常。

辅助检查

心电图：①低电压。特征表现，由淀粉样物质浸润干扰心室壁内电传导所致，心包积液或胸腔积液也可造成。②假性心肌梗死图形。常见，与淀粉样蛋白沉积于微循环或心肌内小血管有关，可见病理性 Q 波。③各种心律失常。与淀粉样蛋白浸润心脏传导系统有关。心房颤动和心房扑动最常见，可见不同程度房室传导阻滞，恶性室性心律失常也常发生。

超声心动图和心电图对诊断有重要意义：超声心电图提示室壁增厚，而心电图表现为低电压，强烈提示心脏淀粉样变，真正左心室肥厚者心电图 QRS 波电压正常或升高。Rahman 报道，心电图低电压且室间隔厚度>1.98cm，诊断心肌淀粉样变的敏感性、特异性分别为 72% 和 91%，阳性预测值和阴性预测值分别为 79% 和 88%。

心血管磁共振：典型表现为心室壁增厚，伴弥漫性的心内膜下延迟钆显像（LGE），约见于2/3患者。LGE是指注射含钆示踪剂（磁显葡胺）10min后心肌或心内膜下仍可见钆显像。心肌梗死、高血压和其他心肌病无此表现。LGE区域为淀粉样物质沉积区域，两者相关性良好，LGE可为局限性或弥漫性，可为心内膜下或心肌全层。

肌钙蛋白和BNP：淀粉样蛋白沉积在小血管，导致心肌微小的坏死和缺血性损伤，可使血浆肌钙蛋白含量升高，常提示预后不良。NT-proBNP和BNP可为淀粉样变的诊断和预后提供信息。

病理：淀粉样沉积致使心肌细胞分离和扭曲。确诊依靠组织学病理检查。特征表现为刚果红染色阳性，偏光显微镜下呈特征性苹果绿双折光，电镜呈线性非分支纤维，含大量β片层结构。活检部位为腹壁脂肪、口腔黏膜、皮肤、直肠黏膜、心脏、肾脏、肝脏和骨髓等。心肌活检意义重大，常为阳性，但风险较高。

治疗：根据类型，对症化疗。AL淀粉样变可选择化疗方案，VAD或马法兰+地塞米松；口服美法兰、泼尼松。

心衰治疗：利尿剂，合并肾病综合征时需加量；禁用β受体阻滞剂和钙通道阻滞剂；地高辛通过淀粉样纤维与细胞外膜结合，敏感性和毒性增加，应禁用或慎用；限制性心肌病舒张功能障碍、右心衰竭患者小心应用ACEI、长效硝酸盐、其他血管扩张剂和利尿剂。

预后：淀粉样变性预后差，无论何种治疗方法，出现心脏受累后预后更差。发生心力衰竭后，5年存活率低于5%。心功能Ⅲ级或反复发生心源性晕厥的AL淀粉样变性患者，存活时间一般不超过6个月。多数患者死于进行性心力衰竭和猝死，猝死原因多数为电-机械分离，而非室性心律失常。

【病例小结】

心肌淀粉样变性是临床少见疾病，此病例同时合并有冠状动脉粥样硬化性心脏病更为少见。在诊治初期，临床医生曾对患者是否患有冠状动脉粥样硬化性心脏病、心肌梗死表示过怀疑，但追寻患者在外地住院时心电图演变、心肌酶变化证实此过程明确为急性心肌梗死。但患者之后的不易纠正的心功能不全、超声心动图房室扩大的表现及新出现的心律失常已不能用冠心病、陈旧性心肌梗死合理解释。临床医生没有止步于此，而是继续深入探究，最终得出心肌淀粉样变性合并冠心病的诊断，搞清了病因，明确了预后。

肺癌肾上腺转移合并肺结核

[病情简介]

主诉与现病史：患者，女性，81 岁，主因“皮肤颜色加深 3 个月余，厌食、乏力，发现血钠降低 1 个月”就诊。3 个月余前家属发现患者皮肤色素加深，以舌、口唇、双手指端皮肤、肘关节皮肤摩擦处明显，未予重视。1 个月前无明显诱因出现食欲减退、厌食，3 天后出现呕吐，为黏液状胃内容物，伴乏力、嗜睡、表情淡漠、双下肢轻度非可凹性水肿，就诊于北京市昌平区中医院，查血钠 120mmol/L↓，予补钠、补液、营养支持、抑酸等治疗，9 天后复查血钠 132mmol/L↓，食欲有所恢复，神志较前好转出院。10 天前患者受凉后出现体温升高，最高体温 38.7℃，再次出现乏力、嗜睡等症状，外院查血钠 120mmol/L↓，胸片、腹部 CT、垂体磁共振未见明显异常，予补钠、抗感染输液治疗后体温有所降低。1 天前复查血钠 130.5mmol/L↓，体温降至 37℃左右。现为进一步诊治收入去年科。患者自发病来，大便次数增加，每天大便 4～6 次，为稀便或软便，小便无异常。患者精神差，1 年来体重下降约 5kg。

既往史：高血压病史 5 年，血压最高 160/100mmHg，规律服用苯磺酸氨氯地平 5mg qd 治疗，血压控制在 140/80mmHg 左右。否认其他慢性病史，否认过敏史。

查体：体温 37℃，脉搏 78 次/min，呼吸 18 次/min，血压 135/75mmHg。精神弱，反应差，颜面及四肢末端轻度水肿。双肺呼吸音粗，未闻及明显干、湿啰音，心律齐，心率 78 次/min，各瓣膜听诊区未闻及病理性杂音。腹软，无压痛、反跳痛及肌紧张，肝脾肋下未及，移动性浊音阴性。双手指端皮肤、四肢大关节摩擦处、耳垂、口唇及舌可见色素沉着（图 1-9-1），双足轻度非可凹性水肿。

入院前外院辅助检查：胸片（图 1-9-2）示双肺纹理增粗，胸椎骨质增生。腹部超声示肝、胆、胰、脾、双肾未见明显异常。腹部 CT 未见明显异常。垂体磁共振增强扫描未见明确异常。血清铁蛋白 233.9ng/ml↑。

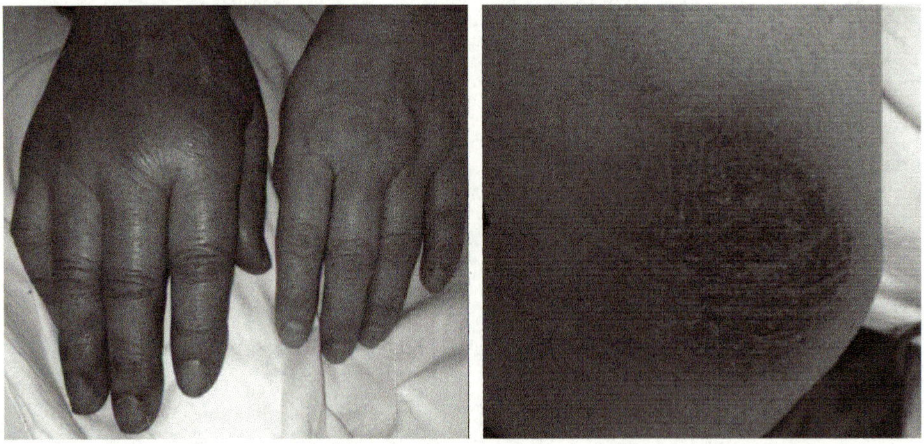

图 1-9-1　患者全身多部位色素沉着

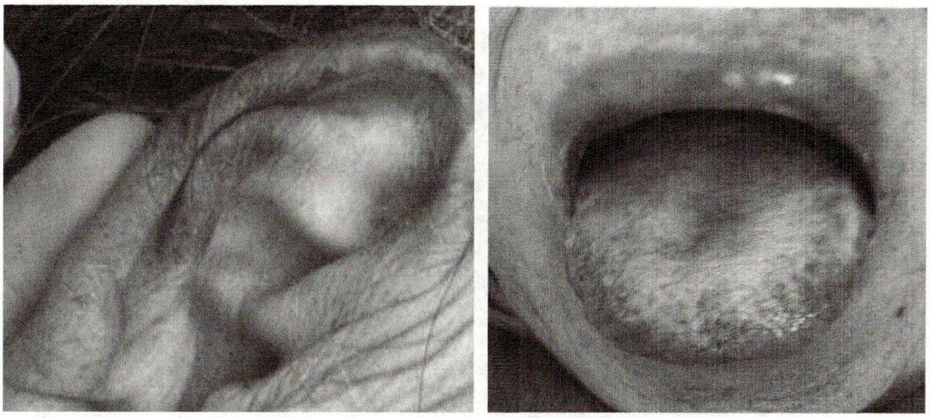

图 1-9-1　患者全身多部位色素沉着(续)

[接下来需要考虑的问题]

1. 患者最可能的诊断是什么？还需进行哪些辅助检查？

入院后急查血气分析：PH 7.485↑，PCO_2 34.0mmHg↓，PO_2 48.5mmHg↓，Na^+ 125.8mmol/L↓，K^+ 3.0mmol/L↓，BE 3.2mmol/L↑；急诊八项：K^+ 3.38mmol/L↓，Na^+ 132.7mmol/L↓，Cl^- 101.1mmol/L↓，CO_2CP 22.5mmol/L↓。

根据患者临床表现及上述检查，总结该病例特点：患者老年女性，一般情况差，嗜睡，皮肤色素沉着；低钠血症、低钾血症；低氧血症；外院影像学资料未发现结核病、肿瘤等相关证据，血清铁蛋白轻度升高。针对该患者低钠血症原因考虑：①肾上腺皮质功能减低；②抗利尿激素分泌不当综合征；③水中毒；④原发性低钠血症。

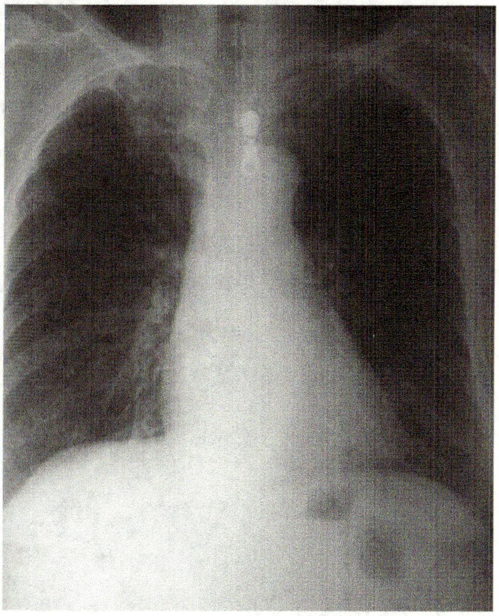

图 1-9-2　患者入院前胸片

进一步完善检查。

血清肿瘤标志物：NSE 18.33ng/ml↑，铁蛋白 481.4ng/ml↑，CEA、CYFRA21-1、AFP、CA125 正常。

胸部 CT：左肺舌叶结节影，考虑肺癌可能；右上肺结节，肺癌不除外；双肺多发结节影，双下肺间质增厚，转移不除外；双侧胸腔及叶间积液，少量心包积液(图 1-9-3)。

根据上述检查患者血清 NSE 及铁蛋白水平明显升高，尤其是铁蛋白较入院前进一步升高，胸部 CT 提示肺癌可能，故考虑患者低氧血症与肺部占位病变有关，低钠血症不除外肺癌相关的抗利尿激素分泌失调综合征(syndrome of inappropriate antidiuretic hormone secretion，SIADH)。

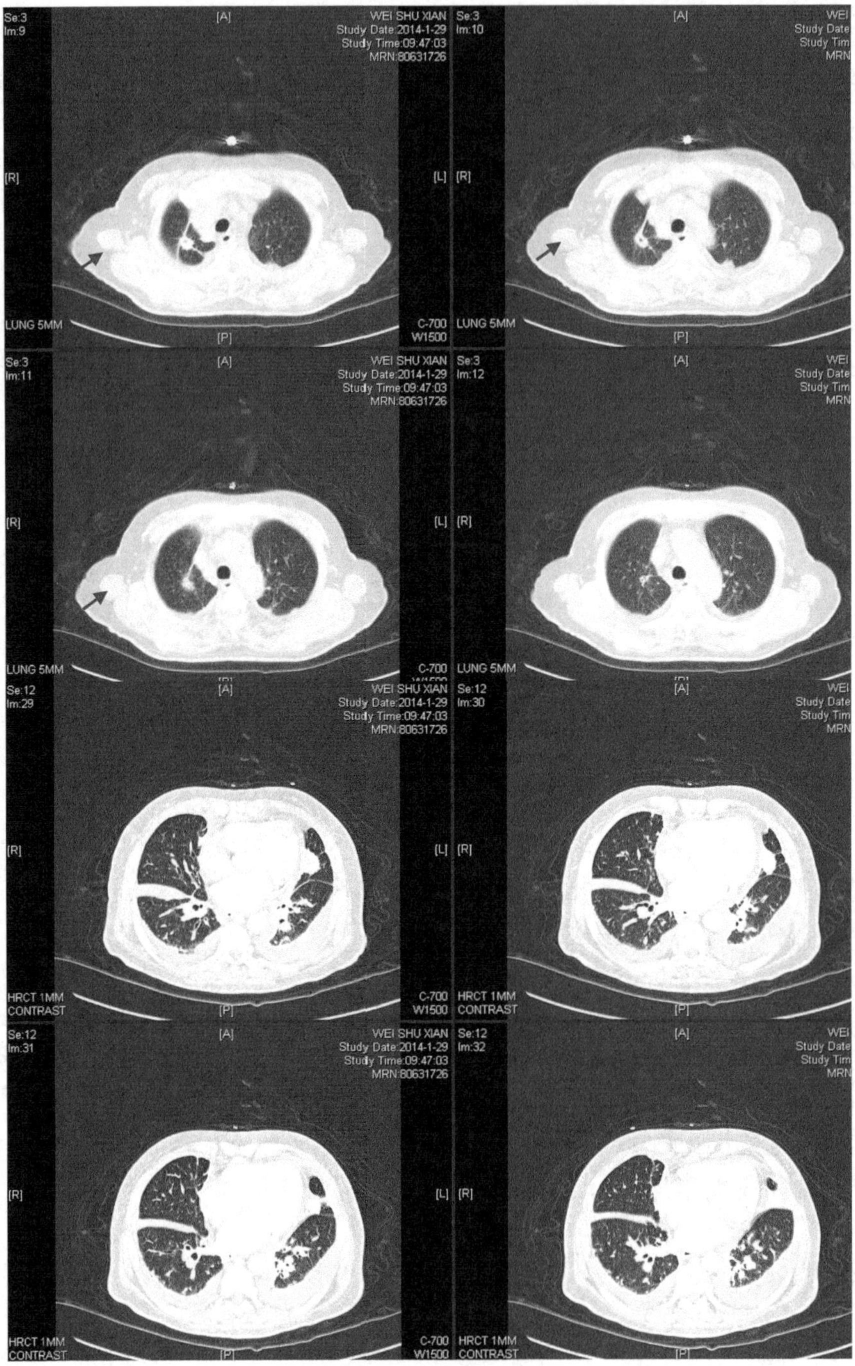

图 1-9-3 患者胸部 CT

知识点：　2014 年欧洲低渗性低钠血症的诊断、分类和治疗指南要点

（1）要高度重视需要紧急治疗的低钠血症（不论是何病因）。在患者病情稳定前，进行干预治疗比找到病因更重要。轻度低钠血症定义为血清钠水平在 130~135mmol/L，中度低钠血症为 125~129mmol/L，而重度低钠血症则小于 125mmol/L。当低钠血症程度严重且伴有症状时，可引起脑水肿而危及生命。此时，一线治疗方案是静脉输注高渗盐水，24 小时后增加 6mmol/L（不超过 12mmol/L），此后每 24 小时额外增加 8mmol/L，直到血清钠水平恢复至 130mmol/L。过度纠正低钠血症可引起渗透性脱髓鞘综合征（ODS），ODS 会对大脑造成持续性永久性的损害。故使用高渗盐水纠正严重低钠血症必须在病房进行，且需密切监测。

（2）为了找出低钠血症的根本病因，需进行两项检查：尿渗透压和尿钠。如果尿渗透压大于 100mmol/kg，尿钠浓度是 30mmol/L 或更低，低钠血症的病因可能是有效动脉容积较低；如果尿钠浓度在 30mmol/ L 以上，则应对细胞外液状态和利尿剂的使用进行评估。

（3）SIADH 患者和中、重度低钠血症患者的一线治疗应是限制液体摄入，二线治疗是每日口服尿素 0.25～0.50g/kg 或低剂量袢利尿药和口服氯化钠联用以增加溶质摄入。对于中度或重度低钠血症，新指南一般建议进行抗锂或地美环素治疗，不建议使用加压素受体拮抗剂。

2. 患者多部位色素沉着，有消化系统、神经系统等多系统功能减低表现，是否存在肾上腺功能低下？

进一步检查提示：

血儿茶酚胺：NE 135.57ng/ml↑；AD 4.36ng/ml；DA 190.74ng/ml。

尿儿茶酚胺、肾素-血管紧张素-醛固酮、生长激素未见异常。

性激素指标：催乳素 41.58ng/ml↑，余指标正常。

血皮质醇节律：见表 1-9-1。

表 1-9-1　患者血皮质醇节律

	0am	8:00am	16:00am
血清皮质醇（μg/dl）	1.57（0～6）	1.63（6.7～21.5）	1.66（3.6～12.5）
ACTH（pmol/l）	116.39（0～10.2）	142.7（5.1～18.9）	126（4.7～16.2）

患者皮质醇水平低且昼夜节律消失，但 ACTH 明显升高，考虑慢性原发性肾上腺功能减低诊断基本明确。其病因考虑肺部恶性肿瘤可引起顽固性低钠血症，肾上腺功能减低本身也是低钠血症的一个原因。尚需进一步明确其致病原因，故安排肾上腺 CT 及肾上腺磁共振检查。

肾上腺 CT：双侧肾上腺病变，结合胸部 CT 考虑转移瘤，腹水及双侧胸腔积液，双下肺膨胀不全；左肾低密度影，炎性病变或梗死可能（图 1-9-4）。

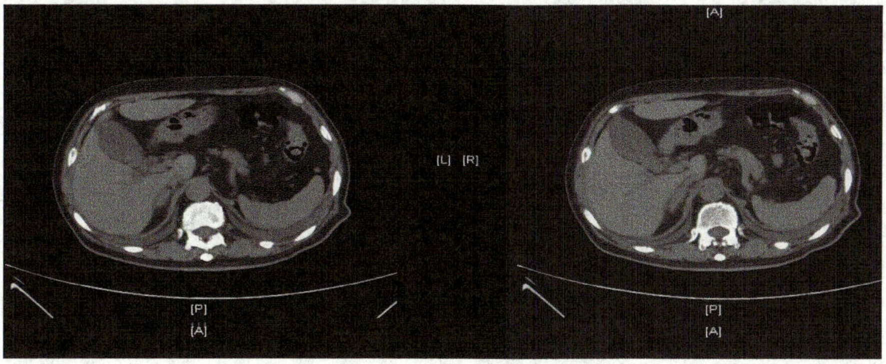

图 1-9-4　患者肾上腺 CT

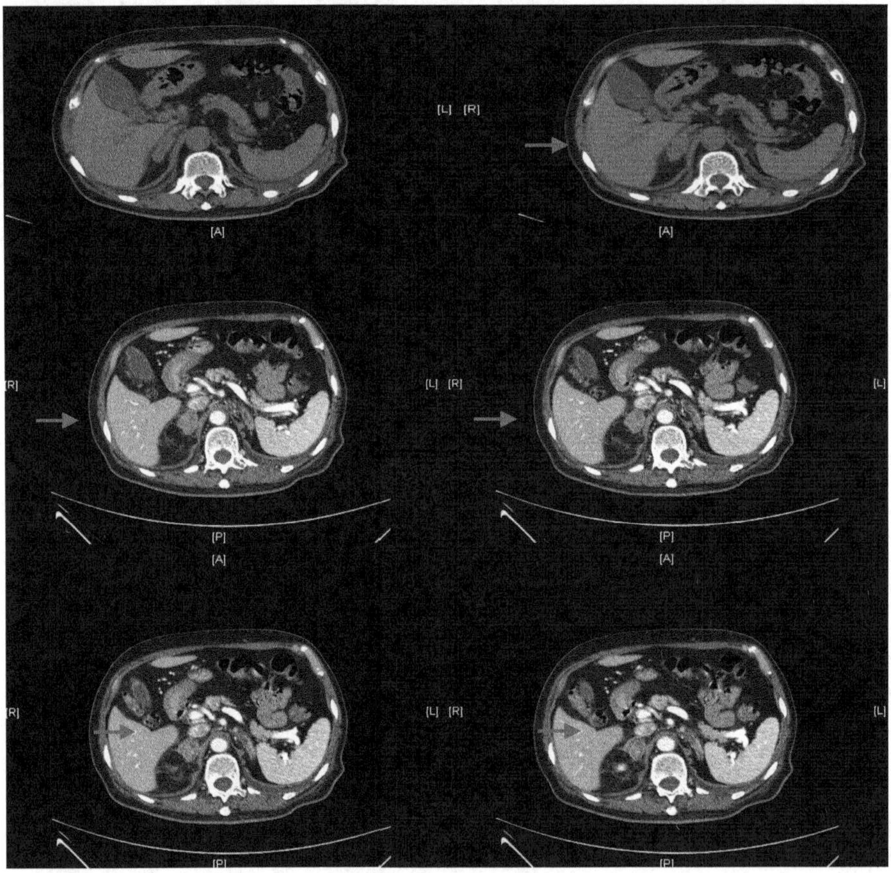

图 1-9-4　患者肾上腺 CT(续)

肾上腺磁共振:双侧肾上腺转移瘤可能性大(图 1-9-5)。

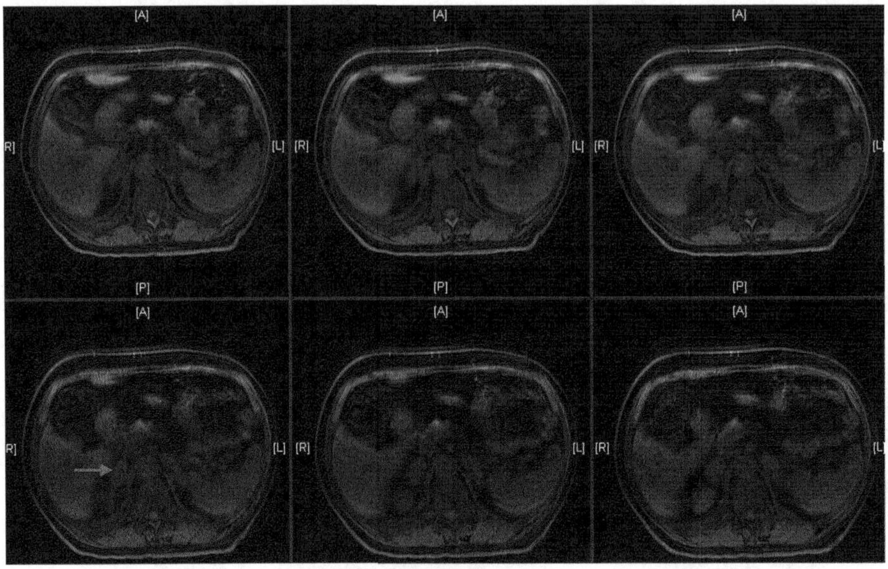

图 1-9-5　患者肾上腺 MRI

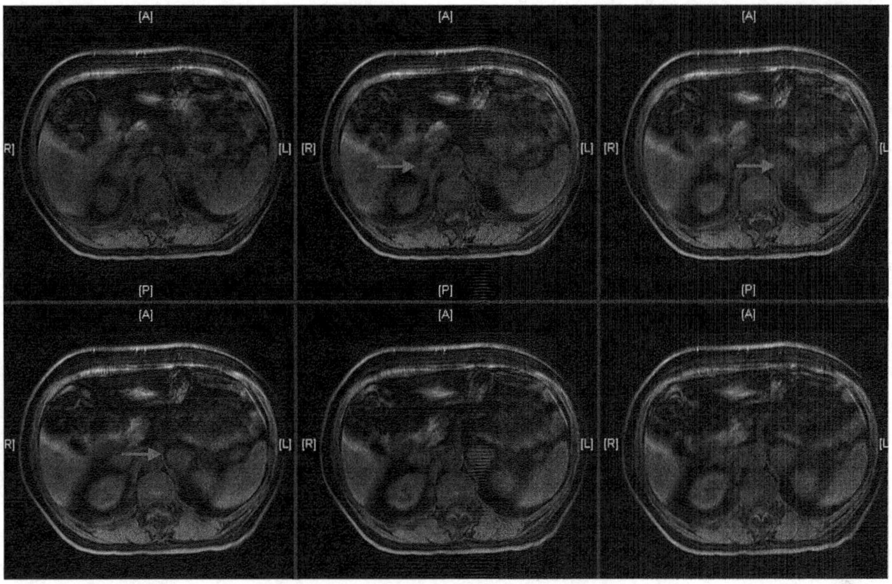

图 1-9-5　患者肾上腺 MRI(续)

至此,患者的主要诊断为:肺癌、肾上腺转移、肾上腺皮质功能减退症、低钠血症。

知识点:　　肾上腺皮质功能减低

临床表现

1. 皮质醇缺乏的表现

皮肤黏膜色素沉着:为血液中高浓度的 ACTH 刺激皮肤中黑皮质素-1 受体所致,主要出现在皮肤皱褶处,如肘部、指关节、掌纹、口唇及颊黏膜。

消化系统:食欲减退,嗜咸食,恶心、呕吐、腹泻、腹胀。

心血管系统:血压降低、心脏缩小、心音钝、直立性低血压。

代谢障碍:空腹低血糖。

神经精神系统:乏力、淡漠、嗜睡等。

肾:排水能力降低,大量饮水易致稀释性低钠血症。

生殖系统:毛发脱落、月经失调。

免疫系统:对感染、外伤等应激抵抗力减弱。

2. 醛固酮缺乏的表现——潴钠排钾功能减退

可表现为乏力、虚弱、消瘦、直立性低血压、晕厥、休克。

实验室诊断

皮质醇水平(早 8 时)≤80nmol/L(30μg/L)可确诊该病,但正常范围内也不能排除。原发性者基础血浆 ACTH 常≥55pmol/L(100pg/ml),同时伴有升高的肾素水平或肾素活性增强、低醛固酮血症、低钠血症及高钾血症。但继发性者 ACTH 水平常偏低,早晨 8 时<4. 5pmol/l(20pg/ml)。

ACTH 兴奋实验:Cortrosyn(外源性 ACTH-1)250μg,测定注射前、注射后 30min、注射后 60min 血清皮质醇浓度,皮质醇峰值≥500μg/L 为正常。

肾上腺功能减退症的基础治疗

糖皮质激素替代治疗:氢化可的松早 20mg、下午 2 时 10mg;或可的松早 25mg、下午 12. 5mg;应激情况下剂量加量。

盐皮质激素、食盐:食盐:8~10g/d;α-氟氢可的松 0.05~0.1mg qd。

肾上腺危象:临床表现为发热、呕吐、腹痛、肌肉痛、关节痛和严重低血压及低血容量性休克,多为生理应激所致,如手术、创伤或合并感染。

3. 患者入院后病情变化?

患者入院后持续体温升高,轻度咳嗽、少痰,病程中出现体重下降,入院后经抗感染、营养支持、补充钠盐等治疗后一般情况逐渐好转,精神状态好转,色素沉着有所减轻,电解质紊乱及低蛋白血症得以纠正,但仍有间断发热,体温呈不规则中低度热,这些表现用肺癌诊断似乎不足以完全解释,上述诊断仍需病理诊断加以明确,是否存在其他病变可能性?如肺部感染或结核?

患者入院后根据病情先后请胸外科、泌尿外科、影像科及麻醉科等科室会诊,均表示患者一般状况差,肺部病变位置靠近心包,穿刺活检风险高,故难以完成病理明确诊断。患者肾上腺皮质功能减退明确,需激素替代治疗,必须除外结核,为进一步明确胸部占位改变及肾上腺占位性质,完善 PPD 试验、T-Spot 检查、体部 PET-CT 等检查。

PPD 试验:强阳性。

血 T-Spot:阳性。

3 次痰结核杆菌及结核杆菌扩增试验:阴性。

PET-CT:左肺上叶舌段占位性病变,FDG 摄取增高,考虑肺癌,双侧肾上腺占位性病变及左舌段另一结节影,考虑肿瘤转移;以上病变大小与 2014-01-29 影像学检查大致相同,右肺上叶结节影,与 2014-01-29 CT 比较,体积稍增大,原小空洞此次未见显示;双肺多发斑点状高密度影,FDG 摄取轻度增高,以上考虑右上肺结核,双侧支气管播散,双肺多发条索影,考虑局限性肺不张,右侧胸腔积液,双侧胸膜增厚,子宫肌瘤。

结合上述检查并请结核病院会诊考虑结核不除外,建议予试验性抗结核治疗。

4. 如何治疗及病情转归?

入院后治疗

(1) 心电监护、吸氧、记出入量。

(2) 营养支持:瑞高、留置胃管、匀浆膳食,增加盐分及乳清蛋白。

(3) 纠正电解质紊乱:补钾、补钠;降压;及其他对症治疗。

(4) 抗感染:先后使用头孢他啶、美罗培南、头孢哌酮钠舒巴坦钠、甲磺酸左氧氟沙星。

(5) 试验性抗结核治疗,莫西沙星 0.4g qd 联合异烟肼 0.3g qd。

(6) 皮质功能减退:因该患者肺结核诊断基本明确,故不予激素替代治疗。

治疗 1 个半月后复查胸片:对比入院时胸片,左下肺野结节范围较前减小,右肺多发渗出性病变较前好转,右侧少量胸腔积液较前减少。患者一般情况好转出院。

【病例小结】

随着我国人均寿命的延长,恶性肿瘤的发病率逐年增高。肿瘤的早期表现隐匿不易发现,而出现较为典型的表现时往往已发生转移、到了晚期阶段。此病例中患者以低钠血症、肾上腺皮质功能减退为表现,完善检查诊断为肺癌、肾上腺转移。在高龄、免疫功能低下的人群中,结核病的发病率也呈逐年上升趋势。此患者肺部影像学检查、PPD 试验及 T-Spot 检查提示不除外肺结核可能,经结核病专科医院会诊建议试验性抗结核治疗。综合上述因素,考虑此患者预后差。

第二章　全科医学 PBL/CBL 教程

急性心肌梗死

【学习目标】

掌握急性心肌梗死(acute myocardial infarction,AMI)的流行病学特点、发病机制、常见首发症状、临床表现、相关实验室检查、诊断标准、并发症及其防治原则。

【学习要点】

1. AMI 的首发症状和临床表现。
2. AMI 的定义和分型。
3. AMI 相关的辅助检查。
4. 胸痛的病因和发病机制。
5. AMI 并发症。
6. AMI 的诊断和鉴别诊断。
7. AMI 的治疗。
8. AMI 的二级预防和康复治疗。

【时间分配】

1. 每节课学生讨论时间 40min。
2. 每节课学生分析总结发言 20min。
3. 每节课教师总结讲评 10min。

【教学建议】

在上课时间前一周将病历资料及所提问题、学习要点以纸质或邮件形式发送给学生,请学生在课前预习病历资料,根据问题查找课本或文献、指南等资料。上课时依据学生数量进行分组,以问题为导向方式解读病历资料。学生讨论时给予充分自由空间,不干扰、不评论,讨论结束后由每组学生推选一名发言人进行每题的总结发言,教师在此过程中应发现学生掌握知识的所长所短,并进行记录。同时每组同学在讨论过程中还可以提出新的问题,可在下次讨论时进行。各组均回答结束后,由教师结合学生掌握情况进行总结。

第一节课

患者,男性,56 岁,主因“持续心前区疼痛 4h”就诊。

现病史:患者 4h 前在晚餐后散步时出现心前区疼痛,为针扎样痛,伴胸闷、左上肢酸胀感,上述症状休息后仍持续不缓解,并逐渐出现大汗,遂于医院就诊。

既往史:高脂血症病史 5 年余。高血压病史 3 年余。

个人史：吸烟 30 余年，每日 10～20 支。

家族史：其父亲患高血压。

查体：体温 36.8℃，脉搏 74 次/min，呼吸 20 次/min，血压 150/95mmHg。神清，平车推入病房，皮肤黏膜无黄染，浅表淋巴结未触及肿大，口唇无发绀，双肺呼吸音清，未闻及干、湿啰音，心界不大，心率 74 次/min，律齐，心音低钝，各瓣膜听诊区未闻及病理性杂音，腹软，无压痛、反跳痛及肌紧张，肝脾肋下未触及，肠鸣音正常，约 3 次/min，双肾区无叩击痛，双下肢无水肿，生理反射存在，肌张力正常，病理反射未引出。

化验检查

心肌损伤标志物：CK-MB 62.9ng/ml↑，MYO >500ng/ml↑，cTnI 6.80ng/ml↑。BNP 160ng/ml↑。

生化指标：ALT 80U/L↑，AST 98U/L↑，LDH 1250U/L↑，CRE 88μmol/L，GLU 5.8mmol/L，TCHO 7.22mmol/L↑，TG 3.5mmol/L↑，HDL-C 0.97mmol/L↓，LDL-C 4.19mmol/L↑。

入院时心电图：见图 2-1-1。

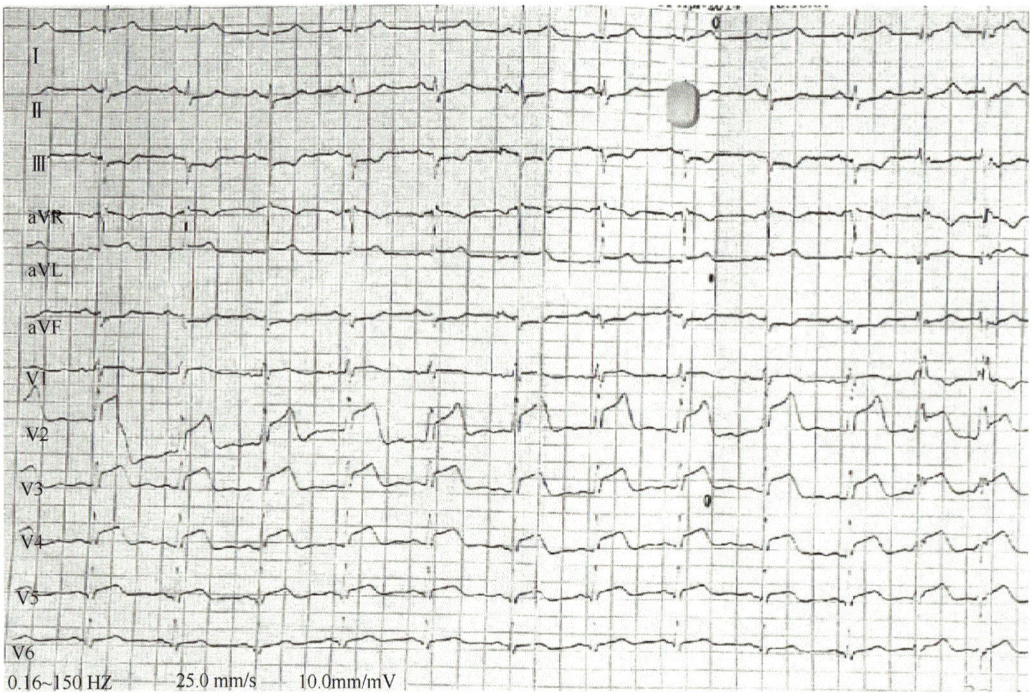

图 2-1-1　入院时心电图

【提出问题】

1. 本病例病例特点有哪些？
2. 胸痛的常见病因有哪些？
3. 剧烈胸痛就能诊断急性心肌梗死吗？患者诊断明确吗？需要再进行什么检查？
4. 急性心肌梗死的并发症有哪些？
5. 什么叫 Killip 分级？怎样对患者进行危险分层？

【涉及要点】

1. 病例特点的总结原则。
2. 结合物理诊断学，复习胸痛的常见病因。
3. 急性心肌梗死的常见症状、体征及实验室检查。
4. AMI 的诊断与鉴别诊断。
5. AMI 的危险分层。

【教师参考重点】

一、胸痛的常见病因

引起胸痛的原因主要为胸部疾病。常见病因如下所述。

(1) 胸壁疾病：急性皮炎、皮下蜂窝织炎、带状疱疹、肋间神经炎、肋软骨炎、流行性肌炎、肋骨骨折、多发性骨髓瘤和急性白血病。

(2) 心血管疾病：冠状动脉粥样硬化性心脏病（心绞痛、心肌梗死）、心肌病、二尖瓣或主动脉瓣病变、急性心包炎、胸主动脉瘤（夹层动脉瘤）、肺栓塞（梗死）、肺动脉高压及神经症等。

(3) 呼吸系统疾病：胸膜炎、胸膜肿瘤、自发性气胸、血胸、支气管炎、支气管肺癌等。

(4) 纵隔疾病：纵隔炎、纵隔气肿、纵隔肿瘤等。

(5) 其他：过度通气综合征、痛风、食管炎、食管癌、食管裂孔疝、膈下脓肿、肝脓肿、脾梗死等。

二、急性心肌梗死的症状和体征

1. 症状

(1) 疼痛：是最先出现的症状，多发生于清晨，疼痛部位和性质与心绞痛相同，但诱因多不明显，且常发生于安静时，程度较重，持续时间较长，可达数小时或更长，休息或含服硝酸甘油片多不能缓解。

(2) 全身症状：有发热、心动过速、白细胞增高和红细胞沉降率增快等，由坏死物质被吸收所引起。

(3) 胃肠道症状：疼痛剧烈时常伴有频繁的恶心、呕吐和上腹胀痛。

(4) 心律失常：见于 75%～95% 的患者，多发生在起病 1～2 天，而以 24h 内最多见，可伴乏力、头晕、晕厥等症状。各种心律失常中以室性心律失常最多，尤其是室性期前收缩。

(5) 低血压和休克：疼痛期中血压下降常见，主要是心源性，为心肌广泛（40% 以上）坏死，心排血量急剧下降所致，神经反射引起的周围血管扩张属次要，有些患者尚有血容量不足的因素参与。

(6) 心力衰竭：主要是急性左心衰竭，为梗死后心脏收缩力显著减弱或不协调所致，出现呼吸困难、咳嗽、发绀、烦躁等症状，严重者可发生肺水肿，随后可有颈静脉怒张、肝大、水肿等右心衰竭表现。右心室梗死者可一开始即出现右心衰竭表现，伴血压下降。

2. 体征

(1) 心脏体征：心脏浊音界可正常，也可轻度至中度增大；心率多增快，少数也可减慢；心尖区第一心音减弱；可出现第四心音（心房性）奔马律，少数有第三心音（心房性）奔马律。

（2）血压：除极早期血压可增高外，几乎所有患者都有血压降低。起病前有高血压者，血压可降至正常，且可能不再恢复到起病前水平。

（3）其他：可有与心律失常、休克或心力衰竭相关的其他体征。

三、急性心肌梗死的相关实验室检查

1. 心电图

（1）特征性改变：ST 段抬高型心肌梗死者其心电图表现特点叙述如下。①ST 段抬高呈弓背向上型，在面向坏死区周围心肌损伤区的导联上出现；②宽而深的 Q 波（病理性 Q 波），在面向透壁心肌坏死区的导联上出现；③T 波倒置，在面向损伤区周围心肌缺血区的导联上出现。在背向 MI 区的导联则出现相反的改变，即 R 波增高、ST 段压低和 T 波直立并增高。

非 ST 段抬高型心肌梗死者心电图有两种类型：①无病理性 Q 波，有普遍性 ST 段压低 ≥0. 1mV，但 aVR 导联（有时还有 V1 导联）ST 段抬高，或有对称性 T 波倒置，为心内膜下心肌梗死所致；②无病理性 Q 波，也无 ST 段变化，仅有 T 波倒置改变。

（2）动态性改变：

1）ST 段抬高型心肌梗死者：①起病数小时内，可尚无异常或出现异常高大两肢不对称的 T 波，为超急性期改变。②数小时后，ST 段明显抬高，弓背向上，与直立的 T 波连接，形成单相曲线。数小时至 2 日内出现病理性 Q 波，同时 R 波减低，是为急性期改变。Q 波在 3～4 天内稳定不变，以后 70%～80% 永久存在。③在早期如不进行治疗干预，ST 段抬高持续数日至两周左右，逐渐回到基线水平，T 波则变为平坦或倒置，是为亚急性期改变。④数周至数月后，T 波呈“V”形倒置，两肢对称，波谷尖锐，是为慢性期改变。T 波倒置可永久存在，也可在数月至数年内逐渐恢复。

2）非 ST 抬高型心肌梗死者：①先是 ST 段普遍压低[除 aVR、V1（有时）导联外]，继而 T 波倒置加深呈对称型。ST 段和 T 波的改变持续数日或数周后恢复。②T 波改变在 1～6 个月内恢复。

2. 超声心动图

二维和 M 型超声心动图有助于了解心室壁的运动和左心室功能，诊断室壁瘤和乳头肌功能失调等。

3. 实验室检查

（1）起病 24～48h 后白细胞可增至（10～20）$\times 10^9$/L，中性粒细胞增多；红细胞沉降率增快；CRP 增高均可持续 1～3 周。起病数小时至 2 日内血中游离脂肪酸增高。

（2）血心肌损伤标志物增高：心肌损伤标志物增高水平与心肌梗死范围及预后明显相关。

各种心肌酶的变化见表 2-1-1。

表 2-1-1　心肌酶变化特点

项目	起始升高时间	高峰时间	持续时间
肌红蛋白（MYO）	2h 内	12h 内	24～48h
CK-MB	4h 内	16～24h	3～4d
肌钙蛋白 T	3～4h	24～48h	10～14d

续表

项目	起始升高时间	高峰时间	持续时间
肌钙蛋白 I	3～4h	11～24h	7～10d
CK	6～10h	12h	3～4d
AST	6～10h	24h	3～6d
LDH	6～10h	2～3d	1～2W

四、AMI 的诊断和鉴别诊断

1. 诊断标准

AMI 主要是由于冠状动脉粥样硬化斑块破裂，引起血栓性栓塞所致。心肌梗死一词应该用于临床上有因心肌缺血致心肌坏死证据者。存在下列任何一项时，可诊断心肌梗死。

（1）心脏损伤标志物（最好是肌钙蛋白）增高或增高后降低，至少有 1 次数值超过正常上限，并有以下至少 1 项心肌缺血的证据：①心肌缺血临床症状；②心电图出现新的心肌缺血变化，即新的 ST 段改变或左束支传导阻滞；③心电图出现病理 Q 波；④影像学证据显示新的心肌活力丧失或区域性室壁运动异常。

（2）突发、未预料的心脏死亡，涉及心脏停搏，常伴有提示心肌缺血的症状、推测为新的 ST 段抬高或左束支传导阻滞、冠状动脉造影或尸体检验显示新鲜血栓的证据，死亡发生在可取得标本之前，或心肌损伤标志物在血中出现之前。

（3）在基线肌钙蛋白正常、接受经皮冠状动脉介入治疗（percutaneous coronary intervention，PCI）的患者，心肌损伤标志物的升高超过正常上限提示围手术期心肌坏死。心肌损伤标志物升高超过正常上限的 3 倍定为 PCI 相关的心肌梗死，其中包括 1 种已经证实的支架血栓形成相关的亚型。

（4）基线肌钙蛋白值正常、行冠状动脉旁路移植术（coronary artery bypass graft，CABG）患者，心肌损伤标志物升高超过正常上限，提示围手术期心肌坏死。将心肌损伤标志物升高超过正常上限 5 倍并发新的病理性 Q 波或新的左束支传导阻滞，或冠状动脉造影证实新移植的/自身的冠状动脉闭塞，或有心肌活力丧失的影像学证据，定为与 CABG 相关的心肌梗死。

（5）有 AMI 的病理学发现。

2. 鉴别诊断

（1）心绞痛：见表 2-1-2。

表 2-1-2　心绞痛与急性心肌梗死的区别

鉴别诊断项目	心绞痛	急性心肌梗死
疼痛		
①部位	胸骨上、中段之后	相同，可在较低位置或上腹部
②性质	压榨性或窒息性	相似，但程度更剧烈
③诱因	劳力、情绪激动、受寒、饱食等	不常有
④时限	短，1～5min 或 15min 内	长，数小时或 1～2 日
⑤频率	频繁发作	不频繁

续表

鉴别诊断项目	心绞痛	急性心肌梗死
⑥硝酸甘油疗效	显著缓解	作用较差或无效
气喘或肺水肿	极少	可有
血压	升高或无显著改变	可降低,甚至发生休克
心包摩擦音	无	可有
坏死物质吸收的表现		
①发热	无	常有
②血白细胞增加	无	常有
③ESR 增快	无	常有
④心肌坏死标志物	无	有
心电图变化	无变化或暂时性 ST 段和 T 波变化	有特征和动态性变化

(2) 主动脉夹层:胸痛一开始即达高峰,常放射到背、肋、腹、腰和下肢,两上肢的血压和脉搏可有明显差别,可有主动脉瓣关闭不全的表现,偶有意识模糊和偏瘫等神经系统受损症状。但无心肌损伤标志物升高等可资鉴别。超声心动图、X 线或核磁共振有助于诊断。

(3) 急性肺动脉栓塞:可发生胸痛、咯血、呼吸困难和休克。但有右心负荷急剧增加的表现如发绀、肺动脉瓣区第二心音亢进、颈静脉充盈、肝大、下肢水肿等。心电图示Ⅰ导联 S 波加深,Ⅲ导联 Q 波显著、T 波倒置,胸导联过渡区左移,右胸导联 T 波倒置等改变,可资鉴别。

(4) 急腹症:急性胰腺炎、消化性溃疡穿孔、急性胆囊炎、胆石症等,均有上腹部疼痛,可能伴有稀便。仔细询问病史、完善体格检查、心电图检查、血清心肌酶和肌钙蛋白测定可协助鉴别。

(5) 急性心包炎:尤其是急性非特异性心包炎可有较剧烈而持久的心前区疼痛。但心包炎的疼痛与发热同时出现,呼吸和咳嗽时加重,早期即有心包摩擦音,后者和疼痛在心包腔出现渗液时均消失;全身症状一般不如 AMI 严重;心电图除 aVR 外,其余导联均有 ST 段弓背向下的抬高,T 波倒置,无异常 Q 波出现。

五、AMI 的并发症

1. 乳头肌功能失调或断裂

总发生率可高达 50%。轻症者,可以恢复,其杂音可消失。乳头肌整体断裂者少见,多发生在二尖瓣后乳头肌,见于下壁 AMI,心力衰竭明显,可迅速发生肺水肿而在数日内死亡。

2. 心脏破裂

心脏破裂少见,常在起病 1 周内出现,多为心室游离壁破裂,造成心包积血引起急性心脏压塞而猝死。偶为心室间隔破裂造成穿孔,在胸骨左缘第 3~4 肋间出现响亮的收缩期杂音,常伴有震颤,可引起心力衰竭和休克而在数日内死亡。心脏破裂也可为亚急性,患者能存活数月。

3. 栓塞

栓塞发生率为 1%~6%,见于起病后 1~2 周,可为左心室附壁血栓脱落所致,引起脑、肾、脾或四肢等动脉栓塞。也可因下肢静脉血栓形成部分脱落所致,则产生肺动脉栓塞。

4. 心室壁瘤

心室壁瘤或称室壁瘤,主要见于左心室,发生率为 5%~20%。体格检查可见左侧心界扩大,心脏搏动范围较广,可有收缩期杂音。瘤内发生附壁血栓时,心音减弱。

5. 心肌梗死后综合征

心肌梗死后综合征发生率约 10%。于 AMI 后数周至数月内出现，可反复发生，表现为心包炎、胸膜炎或肺炎，有发热、胸痛等症状，可能为机体对坏死物质的过敏反应。

六、危险分层

1. Killip 分级法

Killip 分级法用于评估 AMI 患者的心功能，分为以下 4 级。

Ⅰ级：无明显的心力衰竭。

Ⅱ级：有左心衰竭，肺部啰音<50% 肺野，奔马律，窦性心动过速或其他心律失常，静脉压升高，肺淤血的 X 线表现。

Ⅲ级：肺部啰音>50% 肺野，可出现急性肺水肿。

Ⅳ级：心源性休克，有不同阶段和程度的血流动力学障碍。

2. 危险分层

是一个连续的过程，需根据临床情况不断更新最初的评估。

高龄、女性、Killip 分级Ⅱ～Ⅳ级、既往心肌梗死史、心房颤动、前壁心肌梗死、肺部啰音、血压<100mmHg、心率>100 次/min、糖尿病、肌钙蛋白明显升高等独立危险因素使 ST 段抬高型心肌梗死患者死亡风险增加。

另外，溶栓治疗失败（胸痛不缓解、ST 段持续抬高）或伴有右心室梗死和血流动力学异常的下壁 ST 段抬高型心肌梗死患者病死率高。ST 段抬高型心肌梗死新发生心脏杂音时，提示可能有室间隔穿孔或二尖瓣反流，超声心动图支持有助于确诊，这些患者死亡风险增大，需尽早外科手术。

第二节课

简单复习上节课内容。入院后立即给予患者绝对卧床、吸氧、心电监护等处理，给予阿司匹林 300mg 嚼服，紧急行 PCI 术，术后患者疼痛缓解。复查心电图如下。术后药物治疗方案：阿司匹林 100mg qd，氯吡格雷 75mg qd，缬沙坦 80mg qd，美托洛尔缓释片 47.5mg qd，单硝酸异山梨酯缓释片 60mg qd，瑞舒伐他汀 10mg qn。

PCI 术后心电图：见图 2-1-2。

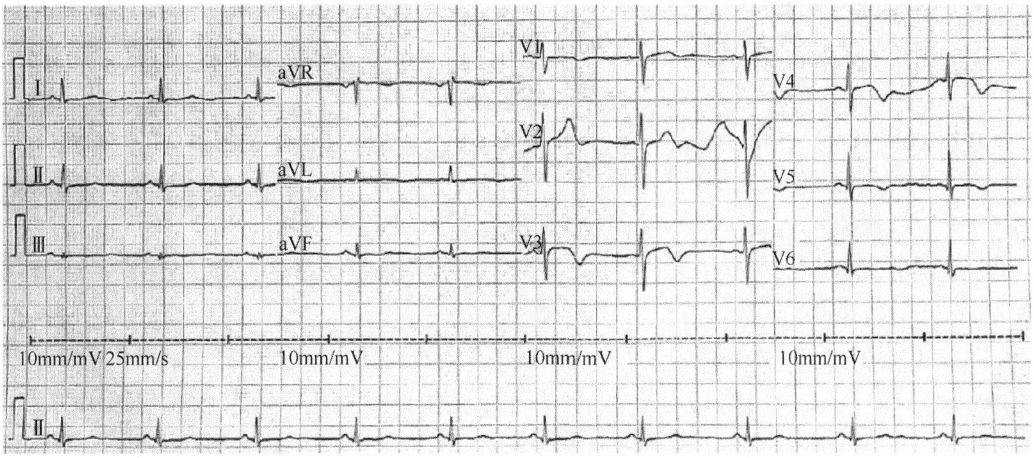

图 2-1-2　PCI 术后心电图

【提出问题】

1. 患者的治疗合理吗?
2. 病例中是采取何种方法让心肌再灌注的?
3. 除了抗血小板和抗凝治疗还有哪些治疗?
4. 出院后的二级预防应包括哪些内容?

【涉及要点】

1. AMI 的治疗原则。
2. AMI 后恢复心肌再灌注的措施,各个措施的适应证和禁忌证。
3. 除抗血小板和抗凝治疗外的常规治疗。
4. AMI 的二级预防与康复治疗。

【教师参考重点】

一、AMI 的治疗

对急性 ST 段抬高型心肌梗死,强调及早发现,及早住院,并加强住院前的就地处理。

治疗原则:尽快恢复心肌的血流灌注(到达医院后的 30min 内开始溶栓或 90min 内开始介入治疗)以挽救濒死的心肌、防止梗死扩大或缩小心肌缺血范围、保护和维持心脏功能、及时处理严重心律失常、泵衰竭和各种并发症、防止猝死、使患者不但能渡过急性期、且康复后还能保持尽可能多的有功能的心肌。

治疗方法

(1) 监护和一般治疗:休息、心电监测、吸氧、护理、建立静脉通道。

(2) 解除疼痛:哌替啶或吗啡、硝酸甘油。

(3) 再灌注心肌:介入治疗,溶栓疗法,主动脉、冠状动脉旁路移植术。

(4) 消除心律失常。

(5) 控制休克:补充血容量、升压药物、血管扩张剂。

(6) 治疗心力衰竭。

二、心肌再灌注

1. 具有 PCI 能力医院 MI 再灌注治疗推荐

(1) 直接 PCI:治疗指征叙述如下。①缺血症状<12h(Ⅰ,A);②缺血症状<12h,有溶栓禁忌证,不考虑 FMC(首诊时间)后的时间延迟(Ⅰ,B);③心源性休克或急性严重心力衰竭,不考虑发病后的时间延迟(Ⅰ,B);④发病 12~24h 后仍有缺血证据(Ⅱa,B);⑤无血流动力学不稳定情况下,直接 PCI 时,对非病变血管行 PCI 治疗(Ⅲ,B)。

(2) 吸栓治疗:Ⅱa 推荐,对直接 PCI 治疗患者行吸栓治疗(B)。

(3) 支架治疗

Ⅰ类推荐:①对于 STEMI 患者直接 PCI 时,植入支架 BMS(裸金属支架)或 DES(药物洗脱支架)是有用的(A);②对于有高度出血风险、不能口服一年双重抗血小板治疗药物(DAPT)或下一年准备行手术治疗的 STEMI 患者,应该使用 BMS(C)。

Ⅲ类推荐:直接 PCI 时,若患者不能耐受双重抗血小板治疗,停用一种或两种抗血小板药物可能增加支架内血栓的风险,该类患者不应该使用 DES(B)。

(4) 直接 PCI 的抗血小板治疗

Ⅰ类推荐:①直接 PCI 前口服阿司匹林 162~325mg(B);②PCI 术后,坚持口服阿司匹林(A);③STEMI 患者应尽早或直接 PCI 时,口服 $P2Y_{12}$受体拮抗剂,包括氯吡格雷 300mg 或普拉格雷 600mg 或替格瑞洛 180mg(B);④STEMI 患者 PCI 治疗(DES 或 BMS)后,应该口服 $P2Y_{12}$受体拮抗剂至少 1 年,每日维持量为氯吡格雷 75mg 或普拉格雷 10mg 或替格瑞洛 90mg,每日 2 次(B)。

Ⅱa 类推荐:①直接 PCI 后,每日口服 81mg 阿司匹林,不建议更高剂量的阿司匹林(B);②开始治疗时,对于正接受普通肝素(UFH)选择的 STEMI 患者,在直接 PCI 时可以静脉使用 GP Ⅱb/Ⅲa 受体拮抗剂,如阿昔单抗(A)或高剂量替罗非班(B)或双倍负荷剂量依替巴肽(B)。

Ⅱb 类推荐:①准备直接 PCI 的 STEMI 患者,在导管室之前(如急救车,急诊室)使用 GP Ⅱb/Ⅲa 拮抗剂(B);②直接 PCI 时,冠脉内使用阿昔单抗(B);③DES 支架术后 1 年,继续口服 $P2Y_{12}$受体拮抗剂(C)。

Ⅲ推荐:有脑梗死病史或 TIA 的患者中不应该使用普拉格雷(B)。

(5) 直接 PCI 的抗凝治疗

Ⅰ类推荐:行直接 PCI 的 ST 段抬高型心肌梗死患者,建议用下列支持性抗凝方案。普通肝素,按需要推注给药,以维持治疗性 ACT 水平,不管是否给予 GP Ⅱb/Ⅲa 受体拮抗剂(C);或比伐卢定,无论之前是否应用 UFH 治疗(B)。

Ⅱa 类推荐:行直接 PCI 的 STEMI 患者,如出血高危者,单用比伐卢定,不推荐 UFH 联合 GP Ⅱb/Ⅲa 受体拮抗剂(B)。

Ⅲ推荐:由于增加导管内血栓风险,磺达肝葵钠不能单独在直接 PCI 患者中使用(B)。

2. 不具有 PCI 能力的医院心肌梗死的再灌注治疗推荐

(1) 溶栓疗法:如果首诊时间到直接 PCI 时间>120min,选择溶栓治疗。治疗指征为缺血症状<12h(Ⅱ,A);症状发作后 12~24h,仍有缺血证据,大面积心肌坏死或血流动力学不稳定(Ⅱa,C);ST 段压低者,除非正后壁心肌梗死或 ST 段压低伴 aVR 抬高者,不应给予溶栓治疗(Ⅲ,B)。

(2) 溶栓禁忌证:①既往发生过出血性脑卒中,1 年内发生过缺血性脑卒中或脑血管事件;②颅内肿瘤;③近期(2~4 周)有活动性内脏出血;④未排除主动脉夹层;⑤入院时严重且未控制的高血压(>180/110mmHg)或慢性严重高血压病史;⑥目前正在使用治疗剂量的抗凝药或已知有出血倾向;⑦近期(2~4 周)创伤史,包括头部外伤、创伤性心肺复苏或较长时间(>10min)的心肺复苏;⑧近期(<3 周)外科大手术;⑨近期(<2 周)曾有在不能压迫部位的大血管行穿刺术。

(3) 溶栓药物的应用:以纤维蛋白溶酶原激活剂激活血栓中纤维蛋白溶酶原,使转变为纤维蛋白溶酶而溶解冠状动脉内的血栓。国内常用尿激酶、链激酶、重组组织型纤维蛋白溶酶原激活剂(rt-PA)。

(4) 溶栓的辅助抗血栓治疗

1) 抗血小板治疗

A. 阿司匹林:162~325mg 负荷剂量(Ⅰ,A);每日维持剂量 81~325mg(不确定)(Ⅰ,A);每日 81mg 是首选维持剂量(Ⅱa,B)。

B. $P2Y_{12}$受体抑制剂——氯吡格雷：①年龄≤75 岁，负荷剂量 300mg（Ⅰ，A）；然后每日 75mg 至少 14 日，无出血时可高达 1 年（I，A）。②年龄>75 岁，无负荷剂量，给予 75mg（I，A）；然后每日 75mg 至少 14 日，无出血时可高达 1 年（Ⅰ，A）。

2）抗凝治疗

A. UFH：根据体重弹丸式静脉注射，然后维持 48h 或至 PCI，使得 APTT 维持在正常值的 1.5～2 倍；60U/kg 弹丸式静脉注射（最大量 4000U），12U/kg（最大 1000U）开始维持，调整 APTT 维持在 50～75s（Ⅰ，C）。

B. 依诺肝素：年龄<75 岁，30mg 静脉注射（15min 内），之后每 12h 皮下注射 1mg/kg；年龄≥75 岁，无负荷量，每 12h 皮下注射 0.75mg/kg；不考虑年龄，如果肌酐清除率<30ml/[min·(1.73m^2)]，每 24h 皮下注射 1mg/kg。维持时间为住院患者 8 天或至完成血运重建（Ⅰ，A）。

C. 磺达肝癸钠：初始剂量 2.5mg 静脉注射，第二天起每日皮下注射 2.5mg，对于住院期，使用 8 天或完成血管重建（I，B）；如果肌酐清除率<30ml/[min·(1.73m^2)]，禁忌（I，B）。

（5）溶栓后转运到具有 PCI 能力的医院行冠状动脉造影检查的指征：①心肌梗死发病后，无论时间如何被延迟，如有心源性休克或严重急性心力衰竭，需要紧急转运到具有 PCI 能力的医院，进行冠状动脉造影（Ⅰ，B）；②溶栓失败或血管再次闭塞，紧急转运行冠状动脉造影（Ⅱa，B）；③溶栓后病情稳定的 STEMI 患者，溶栓成功后 3～24h 可行冠状动脉造影以评估病情；溶栓后 2～3h 内不建议冠状动脉造影检查（Ⅱa，B）。

3. 延迟介入治疗的推荐

（1）选溶栓治疗或者未接受再灌注治疗的 ST 段抬高型心肌梗死患者的延迟冠状动脉造影检查策略：①患者出现心源性休克或严重急性心力衰竭（Ⅰ，B）；②出院前，非侵入性评估提示中高危组患者（Ⅰ，B）；③住院期间，自发性或轻微活动量即能诱发心肌缺血的患者（Ⅰ，C）；④溶栓失败或溶栓后血管再次闭塞，有意行介入血运重建的患者，尽早行冠状动脉造影（Ⅱa，B）；⑤溶栓后病情稳定的 STEMI 患者，出院前行冠状动脉造影评估病情，通常在溶栓成功后 3～24h 可行冠状动脉造影；⑥溶栓后 2～3h 内不建议冠状动脉造影检查（Ⅱa，B）。

（2）计划首选溶栓治疗或者未接受再灌注治疗的 ST 抬高型心肌梗死患者的病变血管 PCI 治疗策略：①心源性休克或急性心力衰竭（Ⅰ，B）；②出院前非侵入性评估提示中高危组患者（Ⅰ，C）；③住院期间，自发性或轻微活动量即能诱发心肌缺血的患者（Ⅰ，C）；④溶栓失败或溶栓后血管再次闭塞，尽早行 PCI 治疗（Ⅱa，B）；⑤溶栓成功后病情稳定的患者，通常溶栓后 3～24h 行 PCI（Ⅱa，B）；⑥溶栓成功 24h 后，病情稳定的患者行 PCI 治疗（Ⅱa，B）；⑦病情稳定的 STEMI，罪犯血管完全闭塞 24h 以上，行延迟 PCI 治疗（Ⅲ，B）。

（3）出院前非罪犯血管行 PCI 治疗：①罪犯血管直接 PCI 后，如果患者因非罪犯血管出现自发性心肌缺血，可行非罪犯血管的 PCI 治疗，但需要避免同时与罪犯血管行 PCI（Ⅰ，B）；②非侵入性检查提示中高危组患者，可行非罪犯血管的 PCI 治疗，但需要避免同时与罪犯血管行 PCI（Ⅱa，B）。

（4）溶栓后延迟 PCI 治疗的辅助抗栓治疗

1）抗血小板治疗

A. 阿司匹林：162～325mg 负荷剂量及溶栓药（PCI 前）（Ⅰ，A）；PCI 后，每日维持剂量 81～325mg（不确定）（Ⅰ，A）；每日 81mg 是首选维持剂量（Ⅱa，B）。

B. $P2Y_{12}$受体抑制剂

a. 负荷剂量,对于接受负荷剂量氯吡格雷及溶栓治疗的患者:连续每日氯吡格雷75mg,无需额外负荷剂量(Ⅰ,C);对于未接受负荷剂量氯吡格雷的患者:若溶栓治疗后≤24h 进行 PCI:PCI 前或 PCI 时给予氯吡格雷 300mg 负荷剂量(Ⅰ,C),若溶栓治疗后>24h进行 PCI:PCI 前或 PCI 时给予氯吡格雷 600mg 负荷剂量(Ⅰ,C),如果用纤维蛋白特异性药物治疗后>24 h,或非纤维蛋白特异药物治疗后>48 h 进行 PCI:在 PCI 时给予普拉格雷60mg(Ⅱa,B)。对于以前有脑卒中/TIA 的患者:普拉格雷(Ⅲ,B)。

b. 维持剂量及时间:植入 DES,氯吡格雷 75mg/日(Ⅰ,C)或普拉格雷 10mg/日(Ⅱa,B),至少持续 1 年;植入 BMS:氯吡格雷 75mg/日(Ⅰ,C)或普拉格雷 10mg/日(Ⅱa,B),至少持续 30 天,可长达 1 年。

2) 抗凝剂治疗

A. 对于接受静脉注射 UFH 溶栓治疗后进行 PCI 的 STEMI 患者,需要时可给予额外静脉注射 UFH,考虑是否给予 GP Ⅱb/Ⅲa 受体拮抗剂(Ⅰ,C)。

B. 对于接受依诺肝素溶栓治疗后进行 PCI 的 STEMI 患者,如果前 8h 内给予皮下注射,不应再给予额外依诺肝素;如果 8~12h 以前给予最后皮下注射,应给予依诺肝素0.3mg/kg(Ⅰ,B)。

C. 磺达肝癸钠:不应该将磺达肝素用作为唯一的抗凝血剂支持 PCI(Ⅲ,C)。

4. 主动脉-冠状动脉旁路移植术(CABG)

(1) ST 段抬高性型心肌梗死患者的 CABG

Ⅰ类推荐:①由于冠脉解剖结构,无法行 PCI 治疗,且有难治性心肌缺血、心源性休克、严重心力衰竭或其他高危因素者,行紧急 CABG 治疗(B);②ST 段抬高型心肌梗死后,急性机械并发症,行 CABG 修补(B)。

Ⅱa 类推荐:血流动力学不稳定的 ST 段抬高型心肌梗死患者行 CABG 时,需要辅助循环治疗(C)。

Ⅱb 类推荐:ST 段抬高型心肌梗死发病 6h 内,无心源性休克,不适合 PCI 或溶栓治疗者,可行紧急 CABG(C);介入治疗失败或溶栓治疗无效有手术指征者,宜争取 6~8h 内施行主动脉-冠状动脉旁路移植术。

(2) 使用抗血小板药物的 ST 段抬高型心肌梗死患者紧急 CABG 的时间

Ⅰ类推荐:①紧急 CABG 术前不停用阿司匹林(C);②紧急行体外循环支持的 CABG 前,氯吡格雷或普拉格雷至少停用 24h(B);③紧急 CABG 前,短效 GP Ⅱb/Ⅲa 受体拮抗剂(替罗非班、依替巴肽)至少停用 2~4h(B);④紧急 CABG 前,阿昔单抗至少停用 12h(B)。

Ⅱb 类推荐:口服氯吡格雷或普拉格雷 24h 内,如果血运重建获益大于出血风险,可行紧急不停跳 CABG(B);口服氯吡格雷 5 日内,或替格瑞洛 7 日内,如果血运重建获益大于出血风险,可行紧急 CABG(C)。

三、常规治疗推荐

1. β 受体阻滞剂

Ⅰ类推荐:①ST 段抬高型心肌梗死发病 24h 内,需口服 β 受体阻滞剂,除非有以下禁忌,如心力衰竭、低心排量、增加心源性休克可能或其他禁忌(P—R 间期大于 0.24s,二或三度房室传导阻滞,哮喘或气道高反应性)(B);②如无禁忌,住院或出院后长期口服 β 受体阻滞剂(B);③如有禁忌证,ST 段抬高型心肌梗死入院 24h 内,若需要口服 β 受体阻滞剂,则需要评估患者情况(C)。

Ⅱa 类推荐:若交感神经高度兴奋或持续缺血表现,如无禁忌,静脉使用 β 受体阻滞剂(B)。

2. ACEI

Ⅰ类推荐:①如无禁忌,前壁心肌梗死、心力衰竭或 LVEF≤40% 的 ST 段抬高型心肌梗死患者,发病 24h 内口服 ACEI(A);②如不能耐受 ACEI,可选择 ARB(B);③已经口服 ACEI 和 β 受体阻滞剂的 ST 段抬高型心肌梗死患者,若 LVEF≤40% 或心衰症状,或合并糖尿病,需要加用醛固酮拮抗剂(B)。

Ⅱa 类推荐:如无禁忌证,所有 ST 段抬高型心肌梗死患者需要口服 ACEI(A)。

3. 血脂管理

Ⅰ类推荐:如无禁忌,所有 ST 段抬高型心肌梗死患者需要强化降脂治疗(B)。

Ⅱa 类推荐:ST 段抬高型心肌梗死发病 24h 内,获取血脂水平(C)。

4. 硝酸酯类

静脉注射硝酸甘油可以用于治疗 ST 段抬高型心肌梗死和高血压或心衰患者。对于低血压、明显心动过缓或心动过速、右室梗死或 24~48h 内使用 5′磷酸二酯酶抑制剂的患者,不应给予硝酸盐。常用的有硝酸甘油、硝酸异山梨酯、5-单硝酸山梨醇酯。

5. 钙拮抗剂

ST 段抬高型心肌梗死患者不推荐使用短效二氢砒啶类钙拮抗剂。对于不耐受 β 阻滞剂的患者,在缓解缺血、降低血压或控制心房颤动的心室反应率方面,钙通道阻滞剂可能是有用的。对于左心室收缩功能障碍的患者,建议谨慎使用。

四、AMI 的二级预防与康复治疗

心肌梗死患者出院后,应继续进行科学合理的二级预防,以降低心肌梗死复发、心力衰竭及心脏性死亡等主要不良心血管事件的危险性,并改善患者生活质量。二级预防措施包括非药物干预(即治疗性生活方式改善)与药物治疗及心血管危险因素的综合防控,这些措施相结合有助于最大限度地改善患者预后。

1. 非药物干预

(1) 戒烟。

(2) 运动:体力运动应循序渐进,避免诱发心绞痛等不适症状。

(3) 控制体重:建议通过控制饮食与增加运动将 BMI 控制于 $24kg/m^2$以下。

2. 药物治疗

(1) 抗血小板治疗:若无禁忌证,所有心肌梗死患者出院后均应长期服用阿司匹林(75~100mg/d)治疗。因存在禁忌证不能服用阿司匹林者,可用氯吡格雷(75mg/d)替代。

(2) ACEI 和 ARB 类药物:若无禁忌证,所有伴有心力衰竭(LVEF<0. 45%)、高血压、糖尿病或慢性肾病的 ST 段抬高型心肌梗死患者均应长期服用 ACEI。

(3) β 受体阻滞剂:若无禁忌证,所有 ST 段抬高型心肌梗死患者均应长期服用 β 受体阻滞剂治疗,并根据患者耐受情况确定个体化的治疗剂量。

(4) 醛固酮拮抗剂:无明显肾功能损害和高血钾的心肌梗死后患者,经过有效剂量的 ACEI 与 β 受体阻滞剂治疗后其 LVEF<40% 者,可考虑应用醛固酮拮抗剂治疗,但需密切观察相关不良反应(特别是高钾血症)的发生。

3. 控制心血管危险因素

(1) 控制血压:心肌梗死患者出院后应继续进行有效的血压管理。

(2) 调脂治疗:应坚持使用他汀类药物,将 LDL-C 控制在<2.6mmol/L,并可考虑达到更低的目标值(<2.08mmol/L);对于合并糖尿病者,应将 LDL-C 控制在<2.08mmol/L 以下。

(3) 血糖管理:对所有患者均应询问其有无糖尿病史,并常规检测空腹血糖。对于确诊糖尿病的患者,在积极控制饮食并改善生活方式的同时,可考虑应用降糖药物治疗。

4. 置入式心脏除颤器(ICD)的应用

对于心脏性猝死复苏成功者,置入 ICD 可以显著降低其心脏性死亡发生率及总病死率。因此,对于此类患者应建议其接受 ICD 治疗。

5. 康复治疗

心肌梗死患者出院后坚持规律适度的体力锻炼有助于控制肥胖、高血压、血脂异常及高血糖等心血管危险因素,并增加心血管储备功能,从而对其预后产生有益影响。

参考文献

陆再英. 2008. 内科学. 第7版. 北京:人民卫生出版社

中华医学会心血管病学分会,中华心血管病杂志编辑委员会. 2010. 急性 ST 段抬高型心肌梗死诊断和治疗指南. 中华心血管病杂志,38(8):675~690

ACCF/AHA Task Force on Practice Guidelines. 2013. 2013 ACCF/AHA guideline for the management of ST-elevation myocardial infarction. Journal of the American College of Cardiology,62(16): e147~e239

心力衰竭

【学习目标】

掌握心力衰竭的定义、流行病学、病因、病理生理、分类、分期、分级；急、慢性心力衰竭的临床表现、实验室检查、诊断、鉴别诊断和治疗措施。

【学习要点】

1. 心力衰竭的定义和流行病学。
2. 心力衰竭的病因和病理生理。
3. 心力衰竭的分类、分期和分级。
4. 慢性心力衰竭患者的临床表现和实验室检查。
5. 慢性心力衰竭的诊断、鉴别诊断和治疗。
6. 急性心力衰竭的临床表现、诊断和治疗。

第一节课

患者，安××，男性，72岁，主因"间断胸闷、气促伴双下肢水肿5年，加重5天"收入院。

现病史：5年来患者间断出现活动后胸闷、气促，伴双下肢可凹性水肿，夜间平卧位咳嗽、咳少许白痰，高枕或坐位可缓解，多次经扩血管、利尿治疗病情缓解。1年前因胸闷、心前区不适就诊外院，诊断为冠心病、急性ST段抬高型前壁心肌梗死，经药物治疗后出院。5天来患者劳累，再次出现活动后胸闷、气促，尿量减少，双下肢可凹性水肿，夜间平卧位自觉胸闷、憋气，伴干咳，坐起可缓解，无咽痛、发热，收住院。

既往史、个人史和家族史：高血压病30年。高脂血症10余年。父亲患高血压、冠心病，一兄患高血压。

入院查体：体温36.5℃，脉搏105次/min，呼吸20次/min，血压170/100mmHg。神清，双肺呼吸音粗，双肺底可闻及细湿啰音；心脏叩诊不大，心律齐，心率105次/min，各瓣膜听诊区未闻及病理性杂音；腹平软，肝脾肋下未及，双下肢可凹性水肿。

入院后检查：心肌酶正常。BNP：832pg/ml↑。血气分析（未吸氧）：PH 7.43，PCO_2 38mmHg，PO_2 72mmHg↓，HCO_3^- 28.2mmol/L↑。UACR：283.77mg/g↑。生化指标：BUN 8.1mmol/L↑，CRE 92μmol/L，CHO 5.9mmol/L，TG 1.72mmol/L↑，HDL-C 1.88mmol/L，LDL-C 3.43mmol/L，GLU 5.7mmol/L。HbA1c：5.8%。胸片：胸部未见活动性病变。心电图：窦性心动过速，陈旧前壁心肌梗死。超声心动图：左心扩大（左心房前后径43mm，舒张期室间隔厚度13mm，左心室后壁厚度14mm，左心室舒张末期内径62mm），二尖瓣反流（少量），左心室舒张功能减低，LVEF56%。

【提出问题】

1. 该患者心力衰竭的诊断依据是什么？
2. 该患者心力衰竭的分期和分级如何？

3. 患者还应进行哪些检查？并进行相关分析。
4. 患者喘憋突然加重，应考虑何种状况？

【涉及要点】

1. 心力衰竭的定义和流行病学。
2. 心力衰竭的病因和病理生理。
3. 心力衰竭的分类、分期及分级。
4. 慢性心力衰竭患者的临床表现和实验室检查。
5. 慢性心力衰竭的诊断及鉴别诊断。
6. 急性心力衰竭的临床表现。

【教师参考重点】

一、心力衰竭的定义

心力衰竭(简称心衰)是由于任何心脏结构或功能异常导致心室充盈或射血能力受损的一组复杂临床综合征。其主要临床表现为呼吸困难和乏力(活动耐量受限)，以及液体潴留(肺淤血和外周水肿)。其为各种心脏疾病的严重和终末阶段。

二、心力衰竭的病因和病理生理

1. 病因

(1) 原发性心脏损害：缺血性心肌病、心肌炎和心肌病、心肌代谢性障碍性疾病。

(2) 心脏负荷过重：压力负荷(后负荷)过重、容量负荷(前负荷)过重。

2. 诱因

(1) 感染：呼吸道感染最常见。

(2) 心律失常。

(3) 血容量增加。

(4) 过度体力活动或情绪激动。

(5) 治疗不当。

(6) 原有心脏病加重或并发其他疾病。

3. 病理生理

(1) 代偿机制：包括 Frank-Starling 机制、心肌肥厚、神经体液代偿机制(交感神经兴奋性增强、肾素-血管紧张素-醛固酮系统激活)。

(2) 心衰时各种体液因子改变：心钠肽和脑钠肽、精氨酸加压素及内皮素。

(3) 舒张功能不全：主动舒张功能障碍(冠心病有明显心肌缺血时)、被动舒张功能障碍(心室肥厚如高血压或肥厚性心肌病)。

(4) 心肌损害和心室重塑。

三、心力衰竭的分类、分期及分级

1. 心力衰竭的分类

(1) 左心衰、右心衰和全心衰。

(2) 急性心衰和慢性心衰。

(3) 左心室射血分数降低的心衰(HF-REF)和左心室射血分数保留的心衰(HF-PEF)。

HF-REF 指传统概念上的收缩性心衰，而 HF-PEF 指舒张性心衰。

2. 心衰分期

从心衰的危险因素进展成结构性心脏病，出现心衰症状，直至难治性终末期心衰，心衰可分成前心衰（A）、前临床心衰（B）、临床心衰（C）和难治性终末期心衰（D）4 个阶段。

3. 心衰分级

NYHA 心功能分级见表 2-2-1。

表 2-2-1 NYHA 心功能分级

分级	症状
Ⅰ	活动不受限，日常体力活动不引起明显的气促、疲乏或心悸
Ⅱ	活动轻度受限，休息时无症状，日常活动可引起明显的气促、疲乏或心悸
Ⅲ	活动明显受限，休息时可无症状，轻于日常活动即引起显著气促、疲乏或心悸
Ⅳ	休息时也有症状，稍有体力活动症状即加重，任何体力活动均引起不适

四、慢性心力衰竭患者的流行病学、临床表现和实验室检查

1. 流行病学

我国 2003 年抽样调查成人心衰患病率为 0.9%，回顾性调查发现，近年心衰病因以冠心病为主，其次为高血压，而风湿性心脏瓣膜病比例则下降，主要死亡原因依次为左心衰竭（59%）、心律失常（13%）和猝死（13%）。

2. 临床表现

（1）左心衰竭：以肺淤血及心排血量降低表现为主。

1）症状：表现为不同程度的呼吸困难（劳力性呼吸困难、端坐呼吸、夜间阵发性呼吸困难、急性肺水肿）；咳嗽、咳痰、咯血；疲倦、乏力、头晕、心悸；少尿及肾功能损害。

2）体征：肺部湿啰音和心脏体征（如心脏扩大等）。

（2）右心衰竭：体静脉淤血表现为主。

1）症状：腹胀、恶心、呕吐等胃肠及肝脏淤血引起。

2）体征：水肿、颈静脉征、肝脏肿大和心脏体征。

（3）全心衰竭：右心衰继发于左心衰形成全心衰，当右心衰竭出现后，肺淤血症状反而减轻。

3. 实验室检查

（1）心衰的常规检查：包括以下几方面。

1）二维超声心动图及多普勒超声，用于诊断心包、心肌或心瓣膜疾病，分析心脏结构及功能各指标，区别舒张功能不全和收缩功能不全，LVEF≤40% 为收缩期心衰标准，E/A 值小于 1.2 为舒张功能不全。

2）心电图：可提供既往心肌梗死、左心室肥厚、广泛心肌损害及心律失常等信息。

3）X 线胸片：可提供心脏增大、肺淤血、肺水肿及原有肺部疾病的信息。

4）生物学标志物：①血浆利钠肽/B 型利钠肽（BNP）或 N 末端 B 型利钠肽原（NT-proBNP）测定，可用于因呼吸困难而疑为心衰患者的诊断和鉴别诊断，BNP<35ng/L、NT-proBNP<125ng/L 时不支持慢性心衰诊断，利钠肽可用来评估慢性心衰的严重程度和预后；②心肌损伤标志物——心脏肌钙蛋白（cTn），可用于诊断原发病如 AMI，也可对心衰患者进行危险分层。

5）实验室检查：全血细胞计数、尿液分析、血生化等。

（2）心衰的特殊检查：①心脏磁共振；②冠状动脉造影；③核素心室造影及核素心肌灌注和（或）代谢显像；④负荷超声心动图；⑤经食管超声心动图；⑥心肌活检。

五、慢性心力衰竭的诊断及鉴别诊断

1. 诊断

应综合病因、病史、症状、体征及客观检查进行诊断，首先要有明确的器质性心脏病诊断。

2. 鉴别诊断

应与支气管哮喘、心包积液、缩窄性心包炎、肝硬化腹水伴下肢水肿等疾病鉴别。

六、急性心力衰竭的流行病学和病因

急性心衰是指心衰症状和体征迅速发生或恶化，临床上以急性左心衰最为常见。急性左心衰指急性发作或加重的左心功能异常所致的心肌收缩力明显降低、心脏负荷加重，造成急性心排血量骤降、肺循环压力突然升高、周围循环阻力增加，从而引起肺循环充血而出现急性肺淤血、肺水肿，以及伴组织器官灌注不足的心源性休克的一种临床综合征。

1. 急性心衰的流行病学

15%～20%的急性心衰为新发心衰，大部分则为原有慢性心衰的急性加重，即急性失代偿性心衰。急性心衰预后很差，住院病死率为3%，6个月的再住院率约50%，5年病死率高达60%。

2. 急性心衰的病因和诱因

（1）急性心衰的常见病因：①慢性心衰急性加重；②急性心肌坏死和（或）损伤，如广泛AMI、重症心肌炎；③急性血流动力学障碍。

（2）急性心衰的诱发因素：①可能导致心衰迅速恶化的诱因，如快速心律失常或严重心动过缓、急性冠状动脉综合征及其机械并发症、急性肺栓塞、高血压危象、心包压塞、主动脉夹层、围手术期、感染、围产期心肌病；②可能导致慢性心衰急性失代偿的诱因。

七、急性心力衰竭的临床表现

急性心衰发作迅速，在几分钟到几小时（如AMI引起的急性心衰）或数天至数周内恶化。患者可出现从呼吸困难、外周水肿加重到威胁生命的肺水肿或心源性休克。

（1）基础心血管疾病的病史和表现：老年人中主要病因为冠心病、高血压和老年性退行性心瓣膜病，年轻人中多由风湿性心瓣膜病、扩张型心肌病、急性重症心肌炎等所致。

（2）早期表现：原因不明的疲乏或运动耐力明显减低；心率增加15～20次/min；劳力性呼吸困难、夜间阵发性呼吸困难、不能平卧等；体征如左心增大、舒张早期或中期奔马律、两肺尤其肺底部有湿啰音等。

（3）急性肺水肿：起病急骤，病情可迅速发展至危重状态。突发严重呼吸困难、端坐呼吸、喘息不止、烦躁不安，并有恐惧感，呼吸频率可达30～50次/min；频繁咳嗽并咳大量粉红色泡沫样血痰；听诊心率快，心尖部常可闻及奔马律；两肺满布湿啰音和哮鸣音。

（4）心源性休克：主要表现叙述如下。①持续性低血压，收缩压降至90mmHg以下，且持续30min以上，需要循环支持；②血流动力学障碍，肺毛细血管楔压（PCWP）≥18mmHg，心脏指数≤2.2L/（min·m^2）（有循环支持时）或1.8L/（min·m^2）（无循环支持时）；③组织低灌注状态，可有皮肤湿冷、苍白和发绀；尿量显著减少（<30ml/h），甚至无尿、意识障碍、代谢性酸中毒。

八、急性左心衰竭严重程度分级

分级主要依据有 Killip 法（表 2-2-2）和 Forrester 法。Killip 法主要用于 AMI 患者，根据临床和血流动力学状态分级。Forrester 法适用于监护病房，以及有血流动力学监测条件的病房和手术室。

表 2-2-2　AMI 的 Killip 法分级

分级	症状与体征
Ⅰ	无心衰，无肺部啰音，无 S3
Ⅱ	有心衰，两肺中下部有湿啰音，占肺野下 1/2，可闻及 S3
Ⅲ	严重心衰，有肺水肿，细湿啰音遍布两肺（超过肺野下 1/2）
Ⅳ	心源性休克

第二节课

复习上节课内容，根据患者病情，给予患者间断吸氧，静脉滴注硝酸异山梨醇酯（5mg/h，10h/d），静脉给予呋塞米 20mg/d（共 4 天），患者咳嗽、咳痰逐渐减轻，夜间可平卧，下肢水肿明显减轻，血 BNP 降至 205pg/ml。

【提出问题】

1. 该患者的一般治疗应注意什么？
2. 患者治疗心衰的药物方案如何调整？怎样选择抗心衰药物？
3. 如何观察疗效及监测药物不良反应？
4. 该患者突发喘憋，应如何处理？

【涉及要点】

1. 慢性 HF-REF 的一般治疗和药物治疗。
2. 慢性 HF-PEF 的综合性治疗。
3. 高血压的药物治疗策略、基本原则和药物种类。
4. 高血压急症和亚急症处理。

【教师参考重点】

一、慢性 HF-REF 的治疗

1. 一般治疗

（1）去除诱发因素：各种感染（尤其上呼吸道和肺部感染）、肺梗死、心律失常（尤其伴快速心室率的心房颤动）、过量摄盐、过度静脉补液等均可引起心衰恶化，应及时处理或纠正。

（2）监测体质量：每日测定体质量，早期发现液体潴留，调整利尿治疗。

（3）调整生活方式：①限钠，对 NYHA Ⅲ～Ⅳ级心衰患者有帮助，心衰急性发作伴有容量负荷过重的患者,限制钠摄入<2g/d。②限水,严重低钠血症(血钠<130mmol/L)患者液体摄入量应<2L/d。严重心衰患者液量限制在 1.5~2.0L/d。③营养和饮食,低脂饮食,戒烟,肥胖患者应减轻体质量。

(4) 休息和适度运动。

(5) 氧气治疗:用于急性心衰,对慢性心衰并无指征。

2. 药物治疗

(1) 利尿剂:通过抑制肾小管特定部位钠或氯的重吸收,消除心衰时的水钠潴留。有液体潴留证据的所有心衰患者均应给予利尿剂。应用从小剂量开始,逐渐增加剂量直至尿量增加,体质量每天减轻 0.5~1.0kg 为宜,病情控制后以最小有效剂量长期维持。每天体质量的变化是最可靠的监测利尿剂效果和调整利尿剂剂量的指标。不良反应包括电解质丢失、低血压和肾功能恶化等。

(2) ACEI:是公认的治疗心衰的基石和首选药物。所有 LVEF 下降的心衰患者必须且终身使用,除非有禁忌证或不能耐受。阶段 A 为心衰高发危险人群,应考虑用 ACEI 预防心衰。应用时从小剂量开始,逐渐递增,直至达到目标剂量,一般每隔 1~2 周剂量倍增 1 次。监测血压、血钾和肾功能,如肌酐增高>30%应减量,如继续升高应停用。曾发生致命性不良反应如喉头水肿、严重肾衰竭和妊娠妇女禁用,双侧肾动脉狭窄、血肌酐>265.2μmol/L(3mg/dl)、血钾>5.5mmol/L、症状性低血压、左心室流出道梗阻等慎用。不良反应常见有两类,①与血管紧张素Ⅱ抑制有关的,如低血压、肾功能恶化、高血钾;②与缓激肽积聚有关的,如咳嗽和血管性水肿。

(3) β 受体阻滞剂:结构性心脏病、伴 LVEF 下降的无症状心衰患者,无论有无心肌梗死,均可应用,有症状或曾经有症状的 NYHA Ⅱ~Ⅲ级、LVEF 下降、病情稳定的慢性心衰患者必须终身应用,除非有禁忌证或不能耐受,NYHA Ⅳa 级心衰患者在严密监护和专科医师指导下也可应用。伴二度及以上房室传导阻滞、活动性哮喘和反应性呼吸道疾病患者禁用。琥珀酸美托洛尔、比索洛尔或卡维地洛均能改善患者预后。起始剂量宜小,递加剂量须慢,每隔 2~4 周剂量递增 1 次。静息心率是评估心脏 β 受体有效阻滞的指标之一,通常心率降至 55~60 次/min 的剂量为 β 受体阻滞剂应用的目标剂量或最大可耐受剂量。不良反应为低血压、液体潴留、心衰恶化、心动过缓和房室传导阻滞。

(4) 醛固酮受体拮抗剂:适应证为 LVEF≤35%、NYHA Ⅱ~Ⅳ级的患者;已使用 ACEI(或 ARB)和 β 受体阻滞剂治疗,仍持续有症状的患者;AMI 后、LVEF≤40%,有心衰症状或既往有糖尿病病史者。应用方法时从小剂量起始,逐渐加量,当血钾>5.0mmol/L、肌酐>221μmol/L(2.5mg/dl)或 eGFR<30ml/[min·(1.73m^2)]不宜应用。使用后定期监测血钾和肾功能,如血钾>5.5mmol/L 应减量或停用。

(5) ARB:适应证基本与 ACEI 相同,推荐用于不能耐受 ACEI 的患者,也可用于经利尿剂、ACEI 和 β 受体阻滞剂治疗后临床状况改善仍不满意,又不能耐受醛固酮受体拮抗剂的有症状心衰患者。小剂量起用,逐步将剂量增至目标推荐剂量。不良反应(如干咳)少,极少数患者也会发生血管性水肿。

(6) 地高辛:适用于慢性 HF-REF 已应用利尿剂、ACEI(或 ARB)、β 受体阻滞剂和醛同酮受体拮抗剂,LVEF≤45%,仍持续有症状的患者,伴有快速心室率的心房颤动患者尤为适合。心功能 NYHA Ⅰ级患者不宜应用地高辛。维持量为 0.125~0.25mg/日,老年或肾功能受损者剂量减半。应严格监测地高辛中毒等不良反应及药物浓度。

3. 非药物治疗

(1) 心脏再同步化治疗。

(2) ICD。

二、慢性 HF-PEF 的治疗

针对 HF-PEF 的症状、并存疾病及危险因素,采用综合性治疗。

(1) 积极控制血压:目标血压宜低于单纯高血压患者的标准,即收缩压<130/80mmHg。五大类降压药均可应用,优选 β 受体阻滞剂、ACEI 或 ARB。

(2) 应用利尿剂:消除液体潴留和水肿十分重要,可缓解肺淤血,改善心功能,但不能过度利尿,以免前负荷过度降低而致低血压。

(3) 控制、治疗其他基础疾病和并发症:控制慢性心房颤动的心室率,如有可能则转复并维持窦性心律。积极治疗糖尿病和控制血糖。肥胖者减重。伴左心室肥厚者,可用 ACEI、ARB、β 受体阻滞剂逆转左心室肥厚和改善左心室舒张功能。地高辛不能增加心肌的松弛性,不推荐使用。

(4) 血运重建治疗:由于心肌缺血可以损害心室的舒张功能,冠心病患者如有症状或证实存在心肌缺血,应做冠状动脉血运重建术(Ⅱa,C)。

(5) 如同时有 HF-REF,以治疗后者为主。

三、急性心衰治疗

1. 治疗目标

改善急性心衰症状,稳定血流动力学状态,维护重要脏器功能,避免急性心衰复发,改善远期预后。

2. 一般处理

(1) 体位(坐位、双腿下垂)。

(2) 吸氧。

(3) 出入量管理,限制钠摄入<2g/d。

3. 药物治疗

(1) 基础治疗:吗啡可镇静、减少痛苦,具有扩血管作用,降低前负荷,伴明显和持续低血压、休克、意识障碍、慢性阻塞性肺病等患者禁忌使用。洋地黄类能轻度增加心排血量,降低左心室充盈压和改善症状。伴快速心室率心房颤动患者可应用毛花甙 0.2~0.4mg 缓慢静脉注射,2~4h 后可再用 0.2mg。

(2) 利尿剂:肺循环和(或)体循环明显淤血及容量负荷过重的患者。袢利尿剂静脉应用可在短时间里迅速降低容量负荷,应首选,及早应用。常用呋塞米,先静脉注射 20~40mg,继以静脉滴注 5~40mg/h,其总剂量在起初 6h 不超过 80mg,24h 不超过 160mg。亦可应用托拉塞米 10~20mg 静脉注射。

(3) 血管扩张药物:可降低左、右心室充盈压和全身血管阻力,也降低收缩压,从而减轻心脏负荷。收缩压>110mmHg 的患者常可安全使用;收缩压<90mmHg 可能增加急性心衰患者的病死率而禁忌使用。药物主要有硝酸酯类、硝普钠及奈西立肽(重组人 BNP)等。硝酸酯类药物在不减少每搏输出量和不增加心肌耗氧下能减轻肺淤血,特别适用于急性冠状动脉综合征伴心衰的患者。硝酸甘油静脉滴注起始剂量为 5~10μg/min,每 5~10min 递增 5~10μg/min,最大剂量为 200μg/min;硝酸异山梨酯静脉滴注剂量 5~10mg/h。硝普钠适用

于严重心衰、原有后负荷增加及伴肺淤血或肺水肿患者，临床应用宜从小剂量[0.3μg/(kg·min)]开始，可酌情逐渐增加剂量至 5μg/(kg·min)静脉滴注，密切监测血压。收缩压<90mmHg、持续低血压伴症状、严重阻塞性心瓣膜疾病（主动脉瓣狭窄或肥厚型梗阻性心肌病）、二尖瓣狭窄患者不宜应用血管扩张药物。

(4) 正性肌力药物：适用于低心排血量综合征，如伴症状性低血压（≤85mmHg）或心排出量降低伴循环淤血患者，可缓解组织低灌注所致的症状，保证重要脏器血液供应。多巴胺应用小剂量[<3μg/(kg·min)]有选择性扩张肾动脉、促进利尿的作用；大剂量[>5μg/(kg·min)]有正性肌力作用和血管收缩作用。多巴酚丁胺应用 2~20μg/(kg·min)静脉滴注，不良反应有心律失常、心动过速、心肌缺血加重，重症心衰患者连续静脉应用会增加死亡风险。正在应用 β 受体阻滞剂的患者不推荐应用多巴酚丁胺和多巴胺。磷酸二酯酶抑制剂米力农首剂 25~75μg/kg 静脉注射（>10min），继以 0.375~0.750μg/(kg·min)静脉滴注，不良反应有低血压和心律失常。

(5) 非药物治疗：主动脉内球囊反搏、机械通气、血液净化治疗、心室机械辅助装置等。

参考文献

陆再英. 2008. 内科学. 第 7 版. 北京：人民卫生出版社

中华医学会心血管病学分会，中华心血管病杂志编辑委员会. 2014. 中国心力衰竭诊断和治疗指南 2014. 中华心血管病杂志，2(42)：98~122

社区获得性肺炎

【学习目标】

掌握社区获得性肺炎的病因、临床表现、相关实验室检查、诊断标准、并发症及其治疗原则、预防。

【学习要点】

1. 社区获得性肺炎的定义和分期。
2. 社区获得性肺炎的主要临床症状。
3. 社区获得性肺炎的诊断和鉴别诊断。
4. 社区获得性肺炎的并发症。
5. 社区获得性肺炎的治疗原则。
6. 社区获得性肺炎的预防和预后。

第一节课

患者,女性,70岁,主因"间断发热4天"入院。

现病史:4天前患者着凉后开始出现发热,3天前查血常规示白细胞升高,予退热治疗,之后再次出现发热,体温最高39.5℃。于急诊就诊,予"头孢类抗生素"输液治疗。1天前患者出现咳嗽、咳痰,痰为黄色。自发病以来,患者精神差,饮食差,近三天睡眠差,大小便如常。体重无明显变化。

既往史:2型糖尿病病史6年余,口服阿卡波糖治疗,血糖控制满意。无血制品输注史,无过敏史。不嗜烟酒。

查体:体温38.1℃,脉搏87次/min,呼吸18次/min,血压130/70mmHg。精神差,全身无出血点及溃疡。全身浅表未及肿大淋巴结。双肺叩诊清音。左肺呼吸音清,右肺下野呼吸音低,右肺下野可及细湿啰音。心界不大,心率87次/min,律齐,各瓣膜听诊区未闻及病理性杂音。腹平坦,肝脾肋下未触及。肝、肾区无叩痛,肠鸣音4次/min,双下肢未及可凹性水肿。

辅助检查:血常规:WBC 9.38×10^9/L,NE% 86.6%↑,Hb 129g/L,PLT 159×10^9/L。生化及电解质:正常。肿瘤常规:阴性。免疫指标:CRP 98.0mg/L↑,余均阴性。ESR 71mm/h↑。DIC:D-Dimer 258ng/ml↑,FIB-C 586mg/dl↑,余均阴性。感染三项及降钙素原检测均阴性。胸片正侧位:右中下肺野类圆形致密影。胸部CT扫描:右肺下叶球形肺炎。超声心动:二尖瓣反流(少量),三尖瓣反流(中量),肺动脉收缩压轻度升高。腹部彩超未见明显异常。

【提出问题】

1. 本病例病例特点有哪些?
2. 社区获得性肺炎的常见病因有哪些?
3. 常见病原菌有哪些?

4. 患者诊断明确吗？需要再进行什么检查？

【涉及要点】

1. 社区获得性肺炎的定义。
2. 社区获得性肺炎的临床诊断依据和常见病原体。
3. 社区获得性肺炎的化验及检查方法。

【教师参考重点】

一、社区获得性肺炎的定义

社区获得性肺炎(community acquired pneumonia,CAP)是指在医院外罹患的感染性肺实质炎症,包括具有明确潜伏期的病原体感染而在入院后平均潜伏期内发病的肺炎。

二、社区获得性肺炎的临床诊断依据和常见病原体

社区获得性肺炎的临床诊断依据:

(1) 新近出现的咳嗽、咳痰或原有呼吸道疾病症状加重,并出现脓性痰,伴或不伴胸痛。

(2) 发热。

(3) 肺实变体征和(或)闻及湿啰音。

(4) WBC>10×10^9/L 或<4×10^9/L,伴或不伴中性粒细胞核左移。

(5) 胸部 X 线检查显示片状、斑片状浸润性阴影或间质性改变,伴或不伴胸腔积液。

以上 1~4 项任一项加第 5 项,除外非感染性疾病可做出诊断。

社区获得性肺炎的常见病原体为肺炎链球菌、支原体、衣原体、流感嗜血杆菌、呼吸道病毒等。

三、社区获得性肺炎的相关检查

1. 实验室检查

(1) 痰液:取深部痰液做革兰染色,若有较纯的细菌出现如均为革兰阴性杆菌则可能是流感嗜血杆菌/革兰阴性需氧菌,如为革兰阳性菌呈双式葡萄状排列,则可能是真实的病原菌,此时对痰液做相应的可疑菌的对流免疫电泳是敏感和特异的检测法(表 2-3-1)。

表 2-3-1　社区获得性肺炎主要病原体检测标本和方法

病原体	标本来源	显微镜检查	培养	血清学	其他
需氧菌和兼性厌氧菌	咳痰、下呼吸道采样、血液、胸液、活检	革兰染色	+	-	
厌氧菌	下呼吸道采样、胸液	革兰染色	+(厌氧)	-	
分枝杆菌	咳痰、导痰、下呼吸道采样、支气管冲洗浓或 BALF、活检	萋-尼染色	+	意义待确定	PPD、组织病理
军团菌	咳痰,肺活检、胸液、下呼吸道采样、血清	FA(嗜肺军团菌)	+	IFA、EIA	尿抗原

续表

病原体	标本来源	显微镜检查	培养	血清学	其他
真菌	咳痰或导痰、支气管冲洗液或 BALF、肺活检、血清	KOH 浮载剂镜检、HE、GMS 染色、黏蛋白卡红染色(隐球菌)	+	ID(隐球菌和致病性真菌)、CF(致病性真菌)	抗原(隐球菌和致病性真菌)、组织病理
衣原体属	鼻咽拭子、血清	-	+(有条件时)	MIF(肺炎衣原体)、CF、EIA	
支原体属	鼻咽拭子、血清	-	+(有条件时)	? 抗体检测	
病毒	鼻腔冲洗液、鼻咽吸引物或拭子、BALF、肺活检、血清	FA(流感病毒、呼吸道合胞病毒)	+(有条件时)	CF、EIA、LA、FA	组织病理(检测病毒)
卡氏肺孢子虫	导痰、支气管刷检或冲洗物、BALF、肺活检	吉姆萨染色、甲苯胺蓝染色、GMS、FA	-	-	组织病理

注:BALP,支气管肺泡灌洗液;PPD,精制蛋白衍生物;PA,荧光抗体染色;IPA,间接荧光抗体染色;EIA,酶免疫测定法;KOH,氨氧化钾;ID,免疫弥散法;HE,苏木素-伊红染色;GMS,Comori 乌洛托品银染色;CP,补体结合试验;MIP,微量免疫荧光试验;LA,乳胶凝集试验。

痰细菌学检查标本的采集、送检和实验室处理痰是最方便和无创伤性病原学诊断标本,但咳痰易遭口咽部细菌污染。因此,痰标本质量好坏、送检及时与否、实验室质控如何,直接影响细菌的分离率和结果解释,必须加以规范。

1)采集:须在抗生素治疗前采集标本。嘱患者先行漱口,并指导或辅助患者深咳嗽,留取脓性痰送检。无痰患者检查分枝杆菌和卡氏肺孢子虫可用高渗盐水雾化吸入导痰。真菌和分枝杆菌检查应收集 3 次清晨痰标本;对于通常细菌,要先将标本进行细胞学筛选,1 次即可。

2)送检:尽快送检,不得超过 2h。延迟送检或待处理标本应置于 4℃保存(疑为肺炎链球菌感染不在此列),保存标本应在 24h 内处理。

3)实验室处理:挑取脓性部分涂片做革兰染色,镜检筛选合格标本(鳞状上皮细胞<10 个/低倍视野、多核白细胞>25 个/低倍视野,或两者比例<1∶2.5)。以合格标本接种于血琼脂平板和巧克力平板两种培养基,必要时加用选择性培养基或其他培养基。用标准 4 分区画线法接种做半定量培养。涂片油镜检查见到典型形态肺炎链球菌或流感嗜血杆菌有诊断价值。

(2)血标本:一般取早、晚期双份血标本,对早期血标本进行细菌培养,分离鉴定病原菌,常用血清凝集试验法确定,对其他病原如支原体、鹦鹉热衣原体、病毒和军团菌等则可用酶联免疫测定法,荧光素标记抗体法检测血清中相应抗体。凡酶联免疫(ELISA 法)IgM 阳性或 IgM 双份血清有 4 倍升高者即可做出病原学诊断。建立的聚合酶链反应(PCR 法)可直接快速检测病原的特异性核酸序列,快速准确地做出诊断。

(3)下呼吸道分泌物:获取分泌物较好的方法是支气管肺泡灌洗法(BAL)、带塞导管法(TPC)或经皮肺穿刺抽吸法。用这些方法之一种获取标本后可进行病原分离培养。亦可进行快速 PCR 体外扩增法在较短时间内做出病原学诊断。

2. X 线检查

胸部 X 线检查在肺炎的诊断中有两个最主要的目的：一是证实有无肺炎存在；二是明确病变部位。高质量的 X 线后前位胸片有助于显示左侧心脏后区的病变。凡是肺炎患者都应该拍侧位 X 线胸片，以助病变的定位。肺炎的 X 线表现取决于病变部位（肺泡或肺间质）、病变范围（肺泡、小叶、肺段或大叶）、病变性质（化脓性、非化脓性），以及病变的感染途径（如血源性或气源性），同时还与病因及病原体种类密切相关。因此，通过分析病变部位、范围、形态及分布特点等，有时对推测病因及病原体种类有帮助。肺炎阴影的动态改变对于肺炎与其他阴影的鉴别诊断有重要意义。

第二节课

简单复习上节课内容，根据患者病情，予低流量吸氧，头孢他啶 2.0g bid 联合莫西沙星 400mg qd 输液抗感染治疗 1 周，复查胸片正侧位：右肺下叶球形肺炎与前胸片比较有所吸收。治疗 2 周后出院。门诊复查，恢复良好。

【提出问题】

1. 社区获得性肺炎的经验抗炎治疗方案是什么？
2. 社区获得性肺炎可以预防吗？如何做？
3. 患者病情控制不好，可能会出现哪些并发症，如何检查？

【涉及要点】

1. 社区获得性肺炎的药物治疗。
2. 重症社区获得性肺炎的诊断及治疗。
3. 社区获得性肺炎的预防。

【教师参考重点】

一、社区获得性肺炎的治疗

1. 青壮年、无基础疾病患者

常见病原体：肺炎链球菌、肺炎支原体、肺炎衣原体、流感嗜血杆菌等。

抗菌药物选择：大环内酯类、青霉素、复方磺胺甲噁唑、多西环素（强力霉素）、第一代头孢菌素、新喹诺酮类（如左氧氟沙星、司帕沙星、曲伐沙星等）。

2. 老年人或有基础疾病患者

常见病原体：肺炎链球菌、流感嗜血杆菌、需氧革兰阴性杆菌、金黄色葡萄球菌、卡他莫拉菌等。

抗菌药物选择：第二代头孢菌素、β 内酰胺类/β 内酰胺酶抑制剂，或联合大环内酯类、新喹诺酮类。

3. 需要住院患者

常见病原体：肺炎链球菌、流感嗜血杆菌、复合菌（包括厌氧菌）、需氧革兰阴性杆菌、金黄色葡萄球菌、肺炎衣原体、呼吸道病毒等。

抗菌药物选择：第二代头孢菌素单用或联合大环内酯类；头孢噻肟或头孢曲松单用，或联合大环内酯类；新喹诺酮类或新大环内酯类；青霉素或第一代头孢菌素，联合喹诺酮类或氨基糖苷类。

4. 重症患者

常见病原体：肺炎链球菌、需氧革兰阴性杆菌、嗜肺军团杆菌、肺炎支原体、呼吸道病毒、流感嗜血杆菌等。

抗菌药物选择：大环内酯类联合头孢噻肟或头孢曲松；具有抗假单胞菌活性的广谱青霉素/β 内酰胺酶抑制剂或头孢菌素类，或前两者之一联合大环内酯类；碳青霉烯类；青霉素过敏者选用新喹诺酮联合氨基糖苷类。

说明：①青霉素中介水平（MIC 0.1～1.0μg/ml）耐药肺炎链球菌肺炎仍可选择青霉素，但需提高剂量，如青霉素 G 240 万 U 静脉滴注 q4～6h。高水平耐药或存在耐药高危险因素时应选择头孢噻肟、头孢曲松、新喹诺酮类，或万古霉素、亚胺培南。②支气管扩张症并发肺炎，铜绿假单胞菌是常见病原体，经验性治疗药物选择应兼顾及此。除上述推荐药物外，亦有人提倡喹诺酮类联合大环内酯类，据认为此类药物易穿透或破坏细菌的生物被膜。③疑有吸入因素时应联合甲硝唑或克林霉素，或优先选择氨苄西林/舒巴坦钠、阿莫西林/克拉维酸。④抗菌药物疗程一般可于热退和主要呼吸道症状明显改善后 3～5 天停药，视不同病原体、病情严重程度轻重而异。⑤重症肺炎除有效抗菌治疗外，支持治疗十分重要。

二、社区获得性肺炎病情严重程度的评价

具备下列情形之一尤其是两种情形并存时，若条件允许建议住院治疗。

（1）年龄>65 岁。

（2）存在基础疾病或相关因素：①慢性阻塞性肺疾病；②糖尿病；③慢性心、肾功能不全；④吸入或易致吸入因素；⑤近 1 年内因 CAP 住院史；⑥精神状态改变；⑦脾切除术后状态；⑧慢性酗酒或营养不良。

（3）体征异常：①呼吸频率>30 次/min；②脉搏≥120 次/min；③血压<90/60mmHg；④体温≥40℃或<35℃；⑤意识障碍；⑥存在肺外感染病灶，如败血症、脑膜炎。

（4）实验室和影像学异常：①WBC>20×10^9/L 或<4×10^9/L，或中性粒细胞计数<1×10^9/L；②呼吸空气时 PaO_2<60mmHg、PaO_2/FiO_2<300，或 $PaCO_2$>50mmHg；③血肌酐（SCr）>106μmol/L 或血尿素氮（BUN）>7.1mmol/L，④Hb<90g/L 或红细胞压积（HCT）<0.30；⑤血浆白蛋白<2.5g/L；⑥败血症或弥散性血管内凝血（DIC）的证据，如血培养阳性、代谢性酸中毒、凝血酶原时间（PT）和部分凝血活酶时间（PTT）延长、血小板减少；⑦X 线胸片病变累及一个肺叶以上，出现空洞，病灶迅速扩散或出现胸腔积液。

下列病症多为重症肺炎的表现，需密切观察，积极救治。

（1）意识障碍。

（2）吸频率>30 次/min。

（3）PO_2<60mmHg、PaO_2/FiO_2<300，需行机械通气治疗。

（4）血压<90/60mmHg。

（5）胸片显示双侧或多肺叶受累，或入院 48h 内病变扩大≥50%。

（6）少尿：尿量<20ml/h 或<80ml/4h，或急性肾衰竭需要透析治疗。

三、社区获得性肺炎预防

对社区获得性肺炎采取综合预防措施是很重要的。戒烟、避免酗酒有助于预防肺炎的

发生。预防接种肺炎链球菌疫苗和(或)流感疫苗可减少某些特定人群罹患肺炎的机会。目前应用的多价肺炎链球菌疫苗是从多种血清型中提取的多糖荚膜抗原,可有效预防85%~90%的侵袭性肺炎链球菌的感染。建议接种肺炎链球菌疫苗的人员:体弱的儿童和成年人;60岁以上老年人;反复发生上呼吸道感染(包括鼻窦炎、中耳炎)的儿童和成年人;具有肺、心脏、肝脏或肾脏慢性基础疾病者;糖尿病患者;癌症患者;镰状细胞性贫血患者;霍奇金病患者;免疫系统功能失常者;脾切除者;需要接受免疫抑制治疗者;长期居住在养老院或其他护理机构者。灭活流感疫苗的接种范围较肺炎链球菌疫苗广泛一些,建议接种的人员包括:60岁以上老年人;慢性病患者及体弱多病者;医疗卫生机构工作人员,特别是临床一线工作人员;小学生和幼儿园儿童;养老院、老年人护理中心、托幼机构的工作人员;服务行业从业人员,特别是出租汽车司机,民航、铁路、公路交通的司乘人员,商业及旅游服务的从业人员等;经常出差或到国内外旅行的人员。

参考文献

陆再英. 2008. 内科学. 第7版. 北京:人民卫生出版社

伊文,王肖. 2012. 正确解读共识,规范社区获得性肺炎治疗. 中国急救医学,32(1):1~3

Marcos I, et al. 2006. The role of the new therapies for severe community- acquired pneumonia. Curr Opin Infect Dis, 19:(6)557~564

慢性阻塞性肺疾病

【学习目标】

掌握慢性阻塞性肺疾病的病因及发病机制、流行病学、常见首发症状、临床分型、相关实验室检查、诊断标准、并发症及其治疗原则。

【学习要点】

1. 慢性阻塞性肺疾病的遗传学背景和流行病学特点。
2. 慢性阻塞性肺疾病的病因和发病机制。
3. 慢性阻塞性肺疾病的临床症状和实验室检查。
4. 慢性阻塞性肺疾病的诊断和严重程度分级。
5. 慢性阻塞性肺疾病的并发症。
6. 慢性阻塞性肺疾病的治疗原则——稳定期和急性加重期的治疗。
7. 慢性阻塞性肺疾病的预防及预后。

第一节课

患者,男性,75岁,主因"反复咳嗽、咳痰20年,呼吸困难2年,加重半个月"就诊。

现病史:患者20年前出现季节交替时受凉后咳嗽、咳痰,为白色黏痰,每年症状持续约3个月。2年前开始出现活动后呼吸困难,活动耐量下降。近半个月来受凉后再次出现咳嗽、咳痰,痰为白色黏痰,痰量多,日常活动受限,感憋气明显。患者自发病以来,精神尚可,食欲欠佳,睡眠尚可,二便如常。

既往史:高血压病史3年余,血压最高为180/80mmHg,目前服用硝苯地平控释片30mg qd,血压控制满意。否认糖尿病、心脏病及慢性肾病等病史,无肝炎、结核病史,否认药物过敏史。

家族史:否认慢性疾病家族史。

查体:体温36.8℃,脉搏80次/min,呼吸16次/min,血压150/90mmHg。身高172cm,体重70kg。双肺叩诊过清音,双肺呼吸音增粗,双下肺可闻及湿啰音及少量干啰音。心率80次/min,律齐,各瓣膜听诊区未闻及病理性杂音。腹软,无压痛、反跳痛及肌紧张,肝脾肋下未触及,肠鸣音正常,3次/min。双下肢无水肿。生理反射正常,肌张力正常,肌力5级。肢体无瘫痪,病理反射未引出,Kernig征阴性。

化验检查:血常规:WBC 13.4×10^9/L,NE% 85.3%,LY% 5.1%,Hb 172g/L,PLT 234×10^9/L。生化:CRE:78μmol/l,UA 421.9μmol/L,TCHO 5.22mmol/L,TG 8.61mmol/L,HDL-C 0.97mmol/L,LDL-C 3.19mmol/L。血气分析(不吸氧):pH:7.39,PCO_2:51mmHg,PO_2:49mmHg,HCO_3^-:20.0mmol/l。肺功能检查:FEV_1/FVC:52%,FEV_1:53.1%(注:第一秒用力呼气容积占用力肺活量百分比:FEV_1/FVC;第一秒用力呼吸容积占预计值百分比:FEV_1%预计值)。

【提出问题】

1. 该患者病例特点有哪些?
2. 发热伴有咳嗽、咳痰的常见病因有哪些?
3. 呼吸衰竭的诊断标准和分型?
4. 患者检查结果有何提示? 患者还有哪些疾病? 这些疾病的诊断标准是什么?

【涉及要点】

1. 复习咳嗽的常见病因。
2. 慢性阻塞性肺疾病的定义和流行病学特点。
3. 慢性阻塞性肺疾病的常见症状、体征、严重程度分级和实验室检查。

【教师参考重点】

一、咳嗽的常见病因

咳嗽(cough)是呼吸系统的一种防御机制,可以将呼吸道异物或分泌物排出体外。当咳嗽频繁或咳痰较多时,便成为一种症状。引起咳嗽反射的刺激有炎症、淤血、理化因素、过敏和肿瘤等。常见病因如下所述。

(1) 呼吸系统疾病:上呼吸道常见病毒和细菌感染、气管和支气管常见炎症、结核、管腔内异物和管壁内外新生物;肺部疾病常见各种感染、肿瘤、各种理化因素的损害(药物、放疗和职业中毒);胸膜疾病如胸腔积液(肿瘤性、结核性、细菌性、漏出液)、气胸和肿瘤;纵隔常见肿大的淋巴结、肿瘤、胸骨后甲状腺肿和主动脉瘤。

(2) 急性左心衰竭、肺水肿。

(3) 胃食管反流病、肝脓肿、膈下脓肿、外耳道湿疹等。

二、慢性支气管炎和慢性阻塞性肺疾病的定义和流行病学特点

慢性支气管炎(chronic bronchitis)是气管、支气管黏膜及其周围组织的慢性非特异性炎症。临床上以咳嗽、咳痰为主要症状,每年发病持续 3 个月,连续 2 年或 2 年以上。排除具有咳嗽、咳痰、喘息症状的其他疾病(如肺结核、肺尘埃沉着症、肺脓肿、心脏病、心功能不全、支气管扩张、支气管哮喘、慢性鼻咽炎、食管反流综合征等疾病)。

慢性阻塞性肺疾病(chronic obstructive pulmonary disease,COPD)是一组以气流受阻为特征的肺部疾病,气流受限不完全可逆,呈进行性发展,但是可以预防和治疗的疾病。COPD 主要累及肺部,但也可以引起肺外各器官的损害。

COPD 是呼吸系统常见病和多发病,近年来对我国 7 个地区 2024 名成年人进行调查,COPD 的患病率占 40 岁以上人群的 8.2%。据世界卫生组织发表的研究,至 2020 年 COPD 将成为世界疾病经济负担的第五位。

三、慢性阻塞性肺疾病的病因和发病机制

确切的病因尚不清楚。但认为与肺部对香烟烟雾等有害气体或有害颗粒的异常炎症反应有关。这些反应存在个体差异易感因素和环境因素的相互作用。

(1) 吸烟:为重要的发病因素。

(2) 职业粉尘和化学物质:如烟雾、变应原、工业废气及室内空气污染等,浓度过高或

时间过长时,均可能产生与吸烟类似的 COPD。

(3) 空气污染:大气中的有害气体如二氧化硫、二氧化氮、氯气等可损伤气道黏膜上皮,使纤毛清除功能下降,黏液分泌增加,为细菌感染增加条件。

(4) 感染因素:是 COPD 发生发展的重要因素之一。

(5) 蛋白酶-抗蛋白酶失衡:蛋白水解酶对组织有损伤、破坏作用;抗蛋白酶对弹性蛋白酶等多种蛋白酶具有抑制功能,其中 α_1-抗胰蛋白酶是活性最强的一种。蛋白酶增多或抗蛋白酶不足均可导致组织结构破坏产生肺气肿。

(6) 氧化应激:许多研究表明 COPD 患者的氧化应激增加。

(7) 炎症机制:气道、肺实质和肺血管的慢性炎症时 COPD 的特征性改变。

(8) 其他:如自主神经功能失调、营养不良、气温变化等有可能参与 COPD 的发生、发展。

四、慢性阻塞性肺疾病的临床表现

1. 症状

起病缓慢,病程较长,主要表现为慢性咳嗽、咳痰、气短或呼吸困难、喘息和胸闷、晚期伴有体重下降、食欲减退等。

2. 体征

早期体征可无异常,随疾病进展出现以下体征。

(1) 视诊:胸廓前后径增大,肋间隙增宽,剑突下胸骨下角增宽,称为桶状胸。部分患者呼吸变浅,频率增快,严重患者可有缩唇呼吸。

(2) 触诊:双侧语颤减弱。

(3) 叩诊:肺部过清音,心浊音界缩小,肺下界和肝浊音界下降。

(4) 听诊:两肺呼吸音减弱,呼吸延长,部分患者可闻及湿啰音和(或)干啰音。

五、慢性阻塞性肺疾病的实验室检查

(1) X 线检查早期可无异常。以后可出现肺纹理增粗、紊乱等非特异改变,可出现肺气肿表现。X 线检查改变对 COPD 诊断特异性不高,主要作为确定肺部并发症及其他肺疾病鉴别用。

(2) 肺功能检查是判断气流受限的主要客观指标,对 COPD 的诊断、严重程度评价、疾病进展、预后和治疗反应等有重要意义。第一秒用力呼气容积占用力肺活量百分比(FEV_1/FVC)是评价气流受限的一项敏感指标。第一秒用力呼吸容积占预计值百分比(FEV_1% 预计值),是评估 COPD 严重程度的良好指标,其变异性小,易于操作。吸入支气管舒张药后 $FEV_1/FVC<70\%$ 及 $FEV_1<80\%$ 预计值者,可确定为不能完全可逆的气流受限。肺总量(TLC)、功能残气量(FRC)和残气量(RV)增高,肺活量(VC)减低,表明肺过度充气,有参考价值。由于 TLC 增加不及 RV 增高程度明显,故 RV/TLC 增高。一氧化碳弥散量(DLco)及 DLco 与肺泡通气量(VA)比值(DLco/VA)下降,该项指标对诊断有参考价值。

(3) 胸部 CT 检查不作为常规检查,高分辨 CT 对于有疑问的病例鉴别诊断有一定意义。

(4) 血气分析:对确定发生低氧血症、高碳酸血症、酸碱平衡失调及判断呼吸衰竭的类型有重要价值。

(5) COPD 合并细菌感染时,外周血液检查出现白细胞总数和(或)中性粒细胞增高,核左移。

(6) 痰液检查可培养出致病菌。常见病原菌为肺炎链球菌、流感嗜血杆菌、卡他莫拉菌、肺炎克雷白杆菌等。

六、慢性阻塞性肺疾病的诊断和严重程度分级

主要根据吸烟等高危因素史、临床症状、体征及肺功能检查等综合分析确定。不完全可逆的气流受限是 COPD 诊断的必备条件。吸入支气管舒张药后 $FEV_1/FVC<70\%$ 及 $FEV_1<80\%$ 预计值可确定为不完全可逆性气流受限。

少数患者并无咳嗽、咳痰症状，仅在肺功能检查时 $FEV_1/FVC<70\%$，而 $FEV_1\geqslant80\%$ 预计值，在除外其他疾病后，亦可诊断为 COPD。

根据 FEV_1/FVC、FEV_1 预计值和症状可对 COPD 的严重程度做出分级(表 2-4-1)。

表 2-4-1　慢性阻塞性肺疾病的严重程度分级

分级	分级标准	分级	分级标准
Ⅰ级：轻度	$FEV_1/FVC<70\%$	Ⅲ级：重度	$FEV_1/FVC<70\%$
	$FEV_1\geqslant80\%$ 预计值		$30\%\leqslant FEV_1<50\%$ 预计值
	有或无慢性咳嗽、咳痰症状		有或无慢性咳嗽、咳痰症状
Ⅱ级：中度	$FEV_1/FVC<70\%$	Ⅳ级：极重度	$FEV_1/FVC<70\%$
	$50\%\leqslant FEV_1<80\%$ 预计值		$FEV_1<30\%$ 预计值
	有或无慢性咳嗽、咳痰症状		或 $FEV_1<50\%$ 预计值，伴有慢性呼吸衰竭

COPD 的病程分期：急性加重期(COPD 急性加重)指在疾病过程中，短期内咳嗽、咳痰、气短和(或)喘息加重，痰量增多，呈脓性或黏液脓性，可伴发热等症状；稳定期则指患者咳嗽、咳痰、气短等症状稳定或症状较轻。

第二节课

简单复习上节课内容，根据患者目前病情，持续低流量吸氧，给予药物治疗方案：头孢他啶 2.0g bid，静脉输注，异丙托溴铵、布地奈德雾化吸入治疗。盐酸氨溴索 30mg tid，氨茶碱缓释片 0.2g bid 口服。

【提出问题】

1. 患者治疗合理吗？其治疗应该包括什么内容？
2. 长期家庭氧疗的指征？
3. 慢性阻塞性肺疾病可以预防吗？如何做？
4. 患者病情控制不好，可能会出现哪些并发症，如何检查？如何防治？

【涉及要点】

1. 慢性阻塞性肺疾病的并发症。
2. 有关肺心病、呼吸衰竭的诊断和分类。
3. 慢性阻塞性肺疾病的治疗。
4. 慢性阻塞性肺疾病急性加重的预防。

【教师参考重点】

一、呼吸衰竭和肺源性心脏病的诊断

呼吸衰竭(respiratory failure)是指各种原因引起的肺通气和(或)换气功能严重障碍,以致在静息状态下亦不能维持足够的气体交换,导致低氧血症伴(或不伴)高碳酸血症,进而引起一系列病理生理改变和相应临床表现的综合征。其临床表现缺乏特异性,明确诊断依据动脉血气分析:在海平面、静息状态、呼吸空气条件下,PaO_2 <60mmHg,伴或不伴有 $PaCO_2$>50mmHg,并排除心内解剖分流和原发于心排出量减少等因素,可诊断为呼吸衰竭。

呼吸衰竭分类如下所述。

1. 按照动脉血气分析分类

Ⅰ型呼吸衰竭:缺氧性呼吸衰竭,血气分析特点为 PaO_2<60mmHg,$PaCO_2$降低或正常。其主要见于肺换气障碍疾病,如严重肺部感染性疾病、间质性肺疾病、急性肺栓塞。

Ⅱ型呼吸衰竭:高碳酸性呼吸衰竭。血气分析特点为 PaO_2<60mmHg,同时伴有 $PaCO_2$>50mmHg。系肺泡通气不足所致。单纯通气不足,低氧血症和高碳酸血症程度是平行的,若伴有换气功能障碍,则低氧血症更为严重,如 COPD。

2. 按照发病急缓分类

急性呼吸衰竭:由于突发的致病因素,如严重肺疾病、创伤、休克、电击、急性气道阻塞等,使得肺通气和(或)换气功能迅速出现严重障碍,短时间内引起呼吸衰竭。

慢性呼吸衰竭:是指由慢性疾病,如 COPD、肺结核等造成呼吸功能的损害逐渐加重,经过较长时间发展为呼吸衰竭。

3. 按照发病机制分类

呼吸衰竭分为通气性呼吸衰竭和换气性呼吸衰竭,也可分为泵衰竭和肺衰竭。通常泵衰竭主要引起通气功能障碍,表现为Ⅱ型呼吸衰竭,肺衰竭表现为Ⅰ型呼吸衰竭。严重的气道阻塞性病变,如 COPD 影响通气功能,造成Ⅱ型呼吸衰竭。

肺源性心脏病(cor pulmonale,简称肺心病)是指由支气管-肺组织、胸廓或肺血管病变致血管阻力增加,产生肺动脉高压,继而右心室结构和(或)功能改变的疾病。根据起病缓急和病程长短,可分为急性和慢性肺心病两类。临床以后者多见,急性肺心病常见于急性大面积肺栓塞。慢性肺源性心脏病根据患者有慢性支气管炎、肺气肿、其他胸肺疾病或肺血管病变,并已引起肺动脉高压、右心室增大或右心功能不全,如 $P_2>A_2$、颈静脉怒张、肝大压痛、肝颈静脉反流征阳性、下肢水肿及体静脉压升高等,心电图、X 线胸片、超声心动图有右心增大肥厚的征象,可以做出诊断。

二、慢性阻塞性肺疾病的并发症

(1)慢性呼吸衰竭:常在 COPD 急性加重时发生,其症状明显加重,发生低氧血症和(或)高碳酸血症,可具有缺氧和二氧化碳潴留的临床表现。

(2)自发性气胸:如有突然加重的呼吸困难,并伴有明显的发绀,患侧肺部叩诊为鼓音,听诊呼吸音减弱或消失,应考虑并发自发性气胸,通过 X 线检查可以明确。

(3)慢性肺源性心脏病:由于 COPD 肺病变引起肺血管床减少及缺氧致肺动脉痉挛、血管重塑,导致肺动脉高压、右心室肥厚扩大,最终发生右心功能不全。

三、氧疗

通过增加吸入氧浓度来纠正患者缺氧状态的方法即氧疗。对于急性呼吸衰竭患者,应给予氧疗。吸氧浓度的确定原则:保证 PaO_2迅速提高到 60mmHg 或脉搏容积血氧饱和度(SPO_2)达 90%以上的前提下,尽量减低吸氧浓度。Ⅰ型呼吸衰竭的主要问题为氧合功能障碍而通气功能基本正常,较高浓度(>35%)给氧可以迅速缓解低氧血症而不会引起 CO_2潴留。对于伴有高碳酸血症的急性呼吸衰竭,往往需要低浓度给氧。

长期家庭氧疗(LTOT)对 COPD 慢性呼吸衰竭者可提高生活质量和生存率,对血流动力学、运动能力、肺生理和精神状态均会产生有益的影响。LTOT 指征:①$PaO_2 \leq 55$mmHg 或 $SaO_2 \leq 88\%$,有或没有高碳酸血症。②PaO_2 55~60mmHg,或 $SaO_2 < 89\%$,并有肺动脉高压、心力衰竭水肿或红细胞增多症(血细胞比容>0.55)。一般使用鼻导管吸氧,氧流量为 1.0~2.0L/min,吸氧时间 10~15h/日。目的是使患者在静息状态下达到 $PaO_2 \geq 60$mmHg 和(或)使 SaO_2升至 90%。

四、慢性阻塞性肺疾病的治疗

慢性阻塞性肺疾病的治疗分为稳定期和急性加重期治疗。

1. 稳定期

(1) 教育和劝导患者戒烟;因职业或环境粉尘、刺激性气体所致者,应脱离污染环境。

(2) 支气管舒张药:包括短期按需应用以缓解症状,及长期规则应用以减轻症状。其主要包括 β_2肾上腺素受体激动剂(如沙丁胺醇、特布他林、沙美特罗、福莫特罗)、抗胆碱能药(主要包括异丙托溴铵、噻托溴铵)和茶碱类药物。

(3) 祛痰药:对痰不易咳出者可应用。常用药物有盐酸氨溴索、*N*-乙酰半胱氨酸等。

(4) 糖皮质激素:对重度和极重度患者(Ⅲ级和Ⅳ级),反复加重者,有研究显示长期吸入糖皮质激素与长效 β_2肾上腺素能受体激动剂联合制剂,可增加运动耐量、减少急性加重发作频率、提高生活质量,甚至有些患者的肺功能得到改善。目前常用剂型有沙美特罗加氟替卡松、福莫特罗加布地奈德。

(5) 长期家庭氧疗(LTOT),详见上文"氧疗"部分。

2. 急性加重期治疗

急性加重是指咳嗽、咳痰、呼吸困难比平时加重或痰量增多或成黄痰,或者需要改变用药方案。

(1) 确定急性加重期的原因疾病严重程度,最多见的是急性加重原因是细菌或病毒感染。

(2) 根据病情严重程度决定门诊或住院治疗。

(3) 支气管舒张药物,药物同稳定期。有严重喘息症状者可予以大剂量雾化吸入治疗缓解症状。

(4) 低流量吸氧:发生低氧血症者可鼻导管吸氧或使用 Venturi 面罩吸氧,一般吸入氧浓度为 28%~30%,应避免吸入氧浓度过高引起二氧化碳潴留。

(5) 抗生素:患者呼吸困难加重,咳嗽伴有痰量增加,有脓性痰时,应根据患者所在地常见病原菌类型及药物敏感情况积极选用抗生素治疗。如给予 β 内酰胺类/β 内酰胺酶抑制剂;第二代头孢菌素、大环内酯类或喹诺酮类。较为严重患者可使用第三代头孢菌素抗炎。如果找到确切的病原菌,根据药敏结果选用抗生素。

(6) 糖皮质激素:对于需住院治疗的急性加重期患者可考虑口服泼尼松龙 30~40mg/日,也可静脉给予甲泼尼龙 40~80mgqd,连续 5~7 天。

(7) 祛痰药物的使用。

并发症的治疗

呼吸衰竭:COPD 合并呼吸衰竭是Ⅱ型呼吸衰竭的常见病因 。治疗原则为纠正缺氧和改善通气,保护重要器官和组织(脑、心等)是治疗的主要措施。保证呼吸道通畅、氧疗、机械通气治疗、抗感染、纠正酸碱紊乱及电解质紊乱、防止消化道出血、营养支持和原发病治疗。

五、慢性阻塞性肺疾病急性加重的预防

慢性阻塞性肺疾病急性加重(AECOPD)通常是可以预防的。戒烟、家庭氧疗、流感疫苗接种和肺炎链球菌疫苗接种、掌握药物吸入性技术等现有治疗的有关知识,长效支气管扩张剂治疗联合或不联合吸入糖皮质激素,应用磷酸二酯酶-4 抑制剂,均可减少 AECOPD 的发生和住院次数。国际权威文献强力推荐 COPD 稳定期患者吸入糖皮质激素/支气管扩张剂治疗,适用于 AECOPD 的预防。*N*-乙酰半胱氨酸可能具有抗氧化作用,故推测这类药物对反复发作的 COPD 患者有一定治疗作用。

参 考 文 献

陆再英. 2008. 内科学. 第 7 版. 北京:人民卫生出版社

慢性阻塞性肺疾病急性加重专家组. 2014. 慢性阻塞性肺疾病急性加重(AECOPD)诊治中国专家共识(2014 年修订版). 国际呼吸杂志,34(1):1-11

胃食管反流病

【学习目标】

掌握胃食管反流病的定义、流行病学、病因、发病机制、临床表现、辅助检查手段、诊断与鉴别诊断要点、并发症及其处理原则及方法。

【学习要点】

1. 胃食管反流病的定义和流行病学。
2. 胃食管反流病的常见病因和发病机制。
3. 胃食管反流病的典型症状、非典型症状和食管外症状。
4. 胃食管反流病的辅助检查手段。
5. 胃食管反流病的诊断和鉴别诊断要点。
6. 胃食管反流病的并发症。
7. 胃食管反流病的处理原则和方法。

第一节课

患者,女性,60岁,主因“反复反酸、烧心2年,加重伴胸痛1周”就诊。

现病史:患者2年前开始出现反酸、烧心,症状间断发作,服用抗酸剂和抑酸剂(奥美拉唑、兰索拉唑等)有效。1周前症状再次发作,并伴有胸骨后烧灼样疼痛及轻微喘憋,疼痛向颈部及左肩部放射,持续十多分钟至数小时不等,含服速效救心或复方丹参滴丸后,症状稍有缓解。夜间可平卧。

既往史:高血压病史5年,血压控制较为满意。

查体:体温36.5℃,脉搏70次/min,呼吸18次/min,血压130/80mmHg。身高162cm,体重80kg。口唇无发绀,颈静脉无怒张,气管居中,甲状腺未及。双侧呼吸运动一致,双肺呼吸音清,未闻及干、湿啰音及哮鸣音。心界不大,心率70次/min,心律齐,各瓣膜听诊区未闻及病理性杂音。腹饱满,全腹无压痛、反跳痛及肌紧张,肝脾肋下未触及,移动性浊音阴性,肠鸣音4次/min。双下肢无水肿。

辅助检查:心电图未见明显异常。胃镜检查显示食管下段黏膜充血、水肿及糜烂,可见黏膜破损,最长径大于5mm,不融合;胃底及胃体黏膜花斑;余未见明显异常。

【提出问题】

1. 此患者胸痛是冠心病所致吗?
2. 危及生命的急性胸痛有哪些?胸痛的常见病因有哪些?
3. 患者现有的检查结果有何提示?还需进一步做哪些检查?
4. 该病如何确诊?应该和哪些疾病鉴别?

【涉及要点】

1. 结合物理诊断学，复习胸痛的常见病因。

2. 胃食管反流病的定义及分型，典型、非典型症状及食管外症状，主要的检查手段，诊断及鉴别诊断。

【教师参考重点】

一、胸痛的常见病因

胸痛是内科临床工作中常遇到的问题，然而，准确、快速做出胸痛病因的诊断具有一定的困难。快速筛查出高危患者，及时做出诊断和处理，对降低胸痛患者病死率有十分重要的意义。接诊胸痛患者，最重要的是根据患者病史、症状、体征、心电图及实验室检查结果，判断该患者是否存在有生命危险的疾病。

（1）心绞痛：是冠状动脉供血不足致心肌急剧的、暂时缺血与缺氧所引起的以发作性胸痛或胸部不适为主要表现的临床综合征。特点为前胸阵发性、压榨性疼痛，可伴有其他症状，疼痛主要位于胸骨后，可放射至心前区与左上肢，常于劳动或情绪激动时发生，每次持续 3~5min，数日一次至一日数次，频率不等，休息或含服硝酸酯类制剂后可以缓解。心电图 ST 段压低。

（2）急性心肌梗死：是冠状动脉急性、持续性缺血、缺氧所引起的心肌坏死。临床上多有剧烈而持久的胸骨后疼痛，伴大汗及濒死感，休息及硝酸酯类药物不能完全缓解，伴有血清心肌酶活性增高及进行性心电图变化，可并发心律失常、休克或心力衰竭，常可危及生命。

（3）主动脉夹层：指血液通过主动脉内膜裂口，进入主动脉壁并造成正常动脉壁的分离，是最常见的主动脉疾病之一。典型的急性主动脉夹层患者往往表现为突发的、剧烈的、胸背部撕裂样疼痛。严重的可以出现心衰、晕厥甚至猝死；多数患者同时伴有难以控制的高血压。胸片可见主动脉影增宽。胸部 CT 提示：主动脉双管征。

（4）肺栓塞：指肺动脉及其分支由栓子阻塞，使其相应供血肺组织血流中断，肺组织发生坏死的病理改变。栓子常来源于体循环静脉系统或心脏产生的栓子。老年人长期卧床，手术后卧床，产后和创伤之后易形成静脉血栓，栓子脱落也可导致肺栓塞。其临床表现多种多样，主要决定于血管堵塞的多少，发生速度和心肺的基础状态，轻者 2~3 个肺段，可无任何症状；重者 15~16 个肺段，可发生休克或猝死。血气分析提示明显的低氧血症。肺栓塞 CT 可明确诊断。

（5）急性心包炎：是由心包脏层和壁层急性炎症引起的综合征。疼痛通常局限于胸骨下或心前区，常放射到左肩、背部、颈部或上腹部，偶向下颌、左前臂和手放射。有的心包炎疼痛较明显，如急性非特异性心包炎；有的则轻微或完全无痛，如结核性和尿毒症性心包炎。

除上述可危及生命的疾病外，还有些疾病亦是胸痛的病因，具体如下所述。

（1）反流性食管炎、胃食管反流病：没有心电图改变，伴有烧心，仰卧位加重，用力时亦加重。

（2）其他食管疾病：如贲门失迟缓、食管裂孔疝、食管癌等。主要症状也可为胸痛，性质、程度不一，多表现为吞咽痛，严重者也可表现为类似心绞痛发作，但患者胸痛发作时心电图检查多正常，伴有咽下困难对本病诊断有重要意义。

(3) 胃疾病:包括慢性胃炎、胃溃疡等。主要表现为上腹部疼痛,可有腹胀及嗳气等。部分患者可将上述症状描述为胸痛,表述多位于胸骨下端或剑突下,呈闷痛、胀痛,有些嗳气后可缓解。可能与胃的感觉神经纤维定位不明确、胃排空能力下降及十二指肠胃反流胃食管反流等因素有关。

(4) 肝胆疾病:由于肝脏靠近膈肌位置、胃组织感觉神经与膈神经定位重叠,因而肝脏膈顶位置的肿瘤、脓肿等病变可表现为右侧胸痛,血白细胞、血清转氨酶和血清总胆红素常升高、B 超检查多可确诊。另外胆囊炎疼痛症状发作时也可诱发心绞痛,称为胆心综合征,应注意鉴别诊断。

(5) 自发性气胸:呼吸困难是主要症状,一侧胸痛,且与呼吸有关。听诊肺部呼吸音减弱或消失,X 线可见气胸线以外透光度增高,无肺纹理。

(6) 胸膜炎:可表现为呼吸及体位改变时的刺痛感,最常见症状是咳嗽,胸片有助于诊断。

(7) 肋软骨炎:多发于一侧的第 2~5 肋软骨,也可为双侧同时出现。局部可有肋软骨轻度肿大隆起,表面光滑,皮肤颜色、皮温正常。局部有压痛,疼痛与体位有关,上肢活动时疼痛加重。X 线检查正常。

(8) 带状疱疹:多表现为沿单侧周围神经分布的簇集性小水疱,出疹前局部皮肤感觉异常。一般出疹后,可根据典型的临床表现做出明确诊断。没有心电图改变。

(9) 抑郁症:胸部持续沉重感,与活动无关,心电图检查正常。

二、胃食管反流病的定义、分型及流行病学

胃食管反流病(gastroesophageal reflux diseas, GERD)是指胃十二指肠内容物反流入食管引起烧心等不适症状和(或)并发症的一种疾病。其可引起反流性食管炎,以及咽喉、气道等食管邻近组织的损害。

GERD 可分为下面 3 种类型。

(1) 非糜烂性反流病(nonerosive reflux disease, NERD):指存在反流相关的不适症状,但内镜下未见 Barrett 食管及食管黏膜破损。

(2) 糜烂性食管炎(erosive esophagitis, EE):内镜下可见食管远段黏膜破损。

(3) Barrett 食管(Barrett's esophagus, BE):是指食管下段黏膜的鳞状上皮被柱状上皮取代的一种病理现象。

GERD 的流行病学:西方国家十分常见,西欧及北美 GERD 的发病率为 10%~20%,南美约为 10%。而亚洲新加坡的一项研究显示,GERD 的发病率从 1994 年的 5.5%上升为 1999 年的 10.5%。2013 版指南中指出:约 6%的西方普通人群有烧心症状,16%有反流症状。发病率随年龄增加而增加,40~60 岁为高发年龄,男女无差别。在反流性食管炎中,男性多于女性[(2~3):1]。GERD 在我国发病率低于西方国家,患病率为 5.77%,反流性食管炎为 1.92%。

三、胃食管反流病的临床表现

1. 典型症状

与反流相关的症状称反流症状群。典型和常见症状是烧心和反流。烧心和反流常在餐后 1h 出现,卧位、弯腰或腹压增高时加重,部分患者烧心和反流症状可在夜间入睡时发生。

反流症状如果没有对患者生活质量产生负面影响，就不作为 GERD 的诊断依据。当轻度症状在 1 周中>2 天，或者中度、重度症状在 1 周中≥1 天时就被认为是不适的症状。在临床实践中，是否为不适的症状应由患者自己来决定。

2. 非典型症状

其他少见或不典型的相关症状包括以下一种或多种：上腹痛、胸痛、嗳气、腹胀、上腹不适、咽部异物感、吞咽痛、吞咽困难等。胸痛由反流物刺激食管引起，疼痛发生在胸骨后，严重时可为剧烈刺痛，放射到后背、胸部、肩部、颈部、耳后，有时酷似心绞痛。

3. 食管外症状

由反流物刺激或损伤食管以外的组织或器官引起，如慢性咳嗽、咽喉炎、哮喘等。

4. 并发症

（1）上消化道出血：表现为呕血和（或）黑便，原因为食管黏膜糜烂及溃疡。

（2）食管狭窄：食管炎反复发作致使纤维组织增生。

（3）Barrett 食管：食道下段黏膜被胃黏膜取代，是食管腺癌的癌前病变，腺癌的发生率较正常人高 30~50 倍。

四、胃食管反流病的主要检查手段

1. 上消化道内镜检查

内镜检查是诊断反流性食管炎最准确的方法，可判断严重程度和有无并发症，如食管裂孔疝、食管炎性狭窄及 Barrett 食管、食管癌等。拟诊患者一般先行内镜检查，特别是症状频发、程度重、伴有报警征象、肿瘤家族史或患者要求内镜检查时。

反流性食管炎的洛杉矶分级法如下所述。

正常：食管黏膜没有破损。

A 级：一个或一个以上食管黏膜破损，长径<5mm。

B 级：一个或一个以上黏膜破损，长径>5mm，但没有病变融合。

C 级：黏膜破损融合，但<75%的食管周径。

D 级：黏膜破损融合，至少达到 75%的食管周径。

2. 胃食管反流证据的检查

（1）食管吞钡 X 线检查：对诊断反流敏感性不高，可排除食管癌等其他食管疾病。

（2）24 小时食管 pH 监测：食管 pH 监测的意义在于证实反流的存在与否，诊断标准是 PH<4 的时间>4%。

3. 食管测压

在 GERD 诊断中，帮助食管 pH 电极定位，除术前评估食管功能和预测手术效果外，也能预测对抗反流治疗的疗效和是否需要长期维持治疗。食道下段括约肌（LES）的静息压：10~30mmHg，LES 压<6mmHg，易导致反流。

4. 食管滴酸试验

在滴酸过程中，胸骨后出现疼痛或烧心为阳性，多在滴酸的最初 15min 内出现。

五、胃食管反流病的诊断与鉴别诊断

1. 诊断

（1）有反流症状。

（2）内径下可有反流性食管炎的表现。

(3) 食管过度酸反流的客观证据。

对拟诊患者或怀疑反流相关的食管外症状患者，尤其内镜检查阴性时，可采用质子泵抑制剂诊断性治疗(PPI 试验)：标准剂量的 PPI，每日 2 次，疗程 1~2 周。如服药后症状明显改善，则支持为与酸相关的 GERD；如服药后症状改善不明显，可能有酸以外的因素或不支持诊断。

2. 鉴别诊断

(1) 其他病因的食管病变(真菌性食管炎、药物性食管炎、食管癌、食管贲门失迟缓症)、消化性溃疡及胆道疾病。

(2) 表现为胸痛的应与心源性胸痛及其他原因引起的非心源性胸痛进行鉴别。

(3) 功能性疾病，如功能性烧心、功能性胸痛和功能性消化不良。

第二节课

简单复习上节课的内容，患者诊断为胃食管反流病，胸痛排除急性心肌梗死、心绞痛、肺栓塞等严重可致死性疾病所致。给予药物治疗方案：埃索美拉唑 40mg qd，多潘立酮 10mg tid。

【提出问题】

1. GERD 的治疗目的是什么？
2. GERD 的一般治疗包括哪些？
3. GERD 的药物及维持治疗如何确定？
4. GERD 的手术治疗方式是什么？如何选择？
5. GERD 并发症的治疗。
6. GERD 是酸相关性疾病吗？哪些疾病属于酸相关性疾病？

【涉及要点】

1. 胃食管反流病的生活方式和饮食习惯的干预。
2. 胃食管反流病的药物和手术治疗的选择。
3. 胃食管反流病并发症的治疗原则。
4. 酸相关性疾病的定义和内容。

【教师参考重点】

一、胃食管反流病的治疗目标

治愈食管炎、缓解症状、提高生活质量、减少复发和防治并发症。

二、胃食管反流病的治疗包括以下方面

1. 改变生活方式

2013 版指南详细总结了生活方式的干预，通常包括减肥、抬高床头、戒烟/酒、避免夜餐、停止进食可能促进反流的食物(如巧克力、咖啡、辛辣食物、橘子、西红柿、高脂食物、碳酸饮料)。对有夜间 GERD 症状者推荐高枕卧位及睡前 2~3h 禁食。

减肥适用于 BMI 升高或近期体重增加的 GERD 患者(有条件的推荐，循证等级：中)；正

常 BMI 者体重增加亦与 GERD 发病有关;多项队列研究表明,减肥可减少 GERD 症状;一项大样本的病例对照研究表明,与对照组相比,BMI 减少≥3.5 以上的女性 GERD 患者,其频繁 GERD 症状可减少 40%。

2. 药物治疗

2013 版指南详细总结了药物治疗,尤其是 PPI 在 GERD 治疗中应用的最新进展和结论。

(1) 抑酸药物:抑制胃酸分泌是目前治疗 GERD 的基本方法。药物包括 H_2受体拮抗剂(H_2RA)、质子泵抑制剂(PPI)和抗酸药等。H_2受体拮抗剂有西咪替丁、雷尼替丁、法莫替丁。质子泵抑制剂有奥美拉唑、兰索拉唑、泮托拉唑、雷贝拉唑和埃索美拉唑。抗酸药有硫糖铝、铝碳酸镁等。

1) 初始治疗:H_2RA 仅适用于轻至中度 GERD 的初始治疗和症状短期缓解。治疗糜烂性食管炎应当首选标准剂量的 PPI,症状控制不满意时可加大剂量。GERD 的食管外症状,PPI 治疗对大部分患者有一定疗效。

2) 维持治疗:GERD 需要维持治疗。以 PPI 标准剂量维持治疗,半年后随访 80% 以上患者仍可维持正常。按需治疗是间歇治疗的一种,即只在症状出现时用药,持续使用至症状缓解。

(2) 促动力药物:可以作为抑酸药物治疗的辅助用药,如多潘立酮、莫沙必利等。作用机制:增加 LES 压力、改善食管蠕动功能、促进胃排空,减少胃内容物食管反流及减少其在食管的暴露时间。

2013 版指南指出药物治疗适用于生活干预无效的 GERD 患者,对糜烂性食管炎患者应用 PPI 治疗,与 H_2受体拮抗剂、硫糖铝和安慰剂相比,黏膜愈合率更高,复发率更低。PPI 对糜烂性食管炎(70%~80%)症状的缓解率优于 NERD(50%~60%)。糜烂性食管炎的黏膜愈合、症状改善推荐服用 8 周 PPI,不同种类的 PPI 治疗效果无明显差异(强烈推荐,循证等级:高)。PPI 初始治疗应每天 1 次,早餐前服用(强烈推荐,循证等级:中)。每天 1 次效果欠佳者,尤其对夜间症状者,可改为 2 次/天(有条件的推荐,循证等级:中)。对 PPI 反应欠佳者,增加剂量或改为 2 次/天或换用其他种类的 PPI 可能改善症状(有条件的推荐,循证等级:低)。PPI 维持治疗适用于停用 PPI 后 GERD 症状再次出现和存在 GERD 并发症的患者,包括糜烂性食管炎和 Barrett 食管的患者(有条件的推荐,循证等级:低)。

3. 手术治疗

抗反流手术是不同术式的胃底折叠术,目的是阻止胃内容物反流入食管。手术治疗的疗效与 PPI 相当,且术后有一定并发症。因此,对于需要长期 PPI 维持治疗的患者,可根据患者意愿决定手术。研究表明,抗反流手术并不能降低食管腺癌的风险。因此,对于是否进行抗反流手术治疗,应当结合患者个人意愿及外科专家意见后做决定。但对已证实有癌变的 Barrett 食管患者,原则上应手术治疗。

2013 版指南首次谈及 GERD 的手术治疗,为临床治疗方案的选择提供了重要依据。目前用于治疗 GERD 的手术方式主要有腹腔镜胃底折叠术、肥胖症治疗手术,以及应用 LINX 抗反流系统的辅助食管下端括约肌关闭。

GERD 患者手术治疗的适应证:欲停止药物治疗、依从性差、药物不良反应、严重食管裂孔疝、药物治疗无效的糜烂性食管炎、难治性 GERD、pH 阻抗监测发现与反流症状相关的异常非酸反流且同时服用 PPI 的患者。

手术治疗后反应性较好的患者为：有典型烧心、反流症状（提示对 PPI 治疗反应好）的 GERD 患者，动态 pH 监测结果异常与症状相关的患者。因此，手术治疗是接受长期治疗 GERD 患者的一个选择（强烈推荐，循证等级：高），不推荐用于 PPI 治疗无反应的患者（强烈推荐，循证等级：高）。无糜烂性食管炎的患者术前需行 pH 监测；所有患者术前需行测压以排除失迟缓症和硬皮病样食管（强烈推荐，循证等级：中）。对经选择后的慢性 GERD 患者，有经验外科医师的手术治疗与药物治疗同等有效（强烈推荐，循证等级：高）。肥胖 GERD 患者推荐胃旁路术（有条件的推荐，循证等级：中）。目前的内镜治疗和经口无切口胃底折叠术尚不能替代传统药物或手术治疗（有条件的推荐，循证等级：中）。

4. 内镜治疗

训练有素的内镜医生可谨慎开展内镜治疗。伴有重度异型增生和黏膜内癌的 BE 患者，超声内镜检查排除淋巴结转移后，可考虑内镜切除术。

三、夜间酸突破的概念和处理方法

夜间酸突破（nocturnal acid breakthrough，NAB）是指在应用 PPI 的情况下，夜间（当晚 22 时至次日早上 8 时）胃内 pH<4.0 的时间超过 1h。

夜间酸突破可发生在 GERD、Barrett 食管、消化性溃疡等酸相关性疾病和正常人群中。

夜间酸突破目前机制不清。

处理方法：睡前服用 H_2受体拮抗剂。

四、胃食管反流病并发症的治疗

（1）食管狭窄：绝大部分狭窄可行内镜下食管扩张术，术后长程 PPI 维持，防止再狭窄。少数严重瘢痕性狭窄需行手术切除。

（2）Barrett 食管：是 GERD 严重的并发症，是食管腺癌的癌前病变（有恶变可能）。必须使用 PPI 治疗及长程维持治疗。加强内镜随访及活检，早期发现异型增生及腺癌，是目前预防 Barrett 食管癌变的唯一方法。

五、酸相关性疾病的概念

酸相关性疾病是指在发病机制、临床表现方面与胃酸分泌、存在，直接或间接有关，临床处理原则上有某些共同点（如抑制胃酸分泌等）的一组疾病或症候群，包括消化性溃疡（PU）、幽门螺杆菌感染（Hp）、GERD、（部分）功能性消化不良（FD）和应激性溃疡（SU）。

参考文献

陆再英 . 2008. 内科学 . 第 7 版 . 北京：人民卫生出版社

李真，李延青 . 2013. 2013 国际胃食管反流病诊断和管理指南解读 . 中国医学前沿杂志（电子版），5(5)：57~63

消化道出血

【学习目标】

掌握消化道出血的病因、临床表现、相关实验室检查、诊断标准、并发症及其治疗原则、预防。

【学习要点】

1. 消化道出血的定义和部位。
2. 消化道出血的主要临床症状。
3. 消化道出血的诊断和鉴别诊断。
4. 消化道出血的并发症。
5. 消化道出血的治疗原则。
6. 消化道出血的预防和预后。

第一节课

患者，男性，71岁，主因“反复剑突下疼痛30年，再发2个月，呕血、黑便1天”就诊。

现病史：患者30年前无明显诱因出现剑突下疼痛，与饮食无关，有夜间痛，多在季节变化时发作，持续约3个月，1次/年。患者分别于20余年前、10余年前查胃镜，均提示十二指肠溃疡，自行服用雷尼替丁，症状可缓解，无呕血、黑便。2个月前上述症状再次发作，伴右上腹不适，间断口服雷尼替丁，腹痛可缓解。1天前患者进食油腻食物及啤酒后，于凌晨出现便血，为黑色水样便，量约500ml，伴虚汗、头晕，无腹痛、恶心、呕吐。3h后呕吐咖啡样物质，量约200ml，伴心悸、四肢发冷，就诊于急诊，血压98/49mmHg，心率130次/min，Hb98g/L，便潜血阳性。给予禁食、补液、泮托拉唑抑酸，患者未再出现呕血、黑便。患者自发病以来，精神、食欲、睡眠可，小便正常，体重无明显变化。

既往史：无肝炎病史及其密切接触史，无结核病史及其密切接触史，无手术史，无外伤史，无血制品输注史，无过敏史。

家族史：父亲患有消化性溃疡。

查体：体温36.2℃，脉搏80次/min，呼吸18次/min，血压105/70mmHg。贫血貌，全身浅表淋巴结未触及。结膜及甲床苍白，心肺查体阴性。腹平软，全腹无压痛、反跳痛及肌紧张，肝脾肋下未触及，肠鸣音活跃，10次/min。

【提出问题】

1. 本例患者病例特点有哪些？
2. 消化道出血的常见病因有哪些？
3. 消化道出血的临床表现有哪些？
4. 十二指肠溃疡有什么临床表现特点？
5. 患者需要再进行什么检查？

【涉及要点】

1. 消化道出血的常见病因。
2. 消化道出血的常见症状、诊断标准、主要鉴别诊断和实验室检查。
3. 十二指肠溃疡的临床表现。

【教师参考重点】

一、消化道出血的定义和部位

消化道出血(gastrointestinal bleeding)是指从食管到肛门之间消化道的出血,是消化系统常见的病症。轻者可无症状,临床表现多为呕血、黑便或血便等,伴有贫血及血容量减少,甚至休克,严重者危及生命。消化道以屈氏韧带为界,其上的消化道出血为上消化道出血,其下的消化道出血为下消化道出血。

二、消化道出血的病因

1. 上消化道出血的病因

(1) 食管疾病:食管炎(反流性食管炎、食管憩室炎)、食管癌、食管损伤(物理损伤:食管贲门黏膜撕裂症、器械检查或异物引起损伤、放射性损伤、强酸和强碱引起化学性损伤)。

(2) 胃十二指肠疾病:消化性溃疡、急慢性胃炎(包括药物性胃炎)、胃黏膜脱垂、胃癌、急性胃扩张、十二指肠炎、残胃炎、残胃溃疡或癌。其他还有淋巴瘤、平滑肌瘤、息肉、肉瘤、血管瘤、神经纤维瘤。膈疝、胃扭转、憩室炎、钩虫病等。

(3) 门静脉高压引起的食管胃底静脉曲张破裂或门脉高压性胃病。

(4) 上消化道邻近器官或组织的疾病。

1) 胆道出血:胆管或胆囊结石、胆道蛔虫病、胆囊或胆管病、肝癌、肝脓肿或肝血管病变破裂。

2) 胰腺疾病累及十二指肠:胰腺脓肿、胰腺炎、胰腺癌等。

3) 胸或腹主动脉瘤破入消化道。

4) 纵隔肿瘤或脓肿破入食管。

(5) 全身性疾病在胃肠道表现出血。

1) 血管性疾病:过敏性紫癜、遗传性出血性毛细血管扩张、动脉粥样硬化等。

2) 血液病:白血病、血友病、血小板减少性紫癜等。

3) 尿毒症。

4) 结缔组织病:结节性多动脉炎、系统性红斑狼疮或其他血管炎。

5) 应激相关胃黏膜损伤:严重感染、手术、创伤、休克、肾上腺糖皮质激素治疗及某些疾病引起的应激状态,如脑血管意外、肺源性心脏病、重症心力衰竭等。

6) 急性感染性疾病:流行性出血热、钩端螺旋体病。

2. 下消化道出血病因

下消化道出血的患病率虽不及上消化道出血高,但临床亦常发生。其中,小肠出血比结肠出血少见,但诊断较为困难。据统计,引起下消化道出血最常见的原因为大肠癌和大肠息肉。

(1) 肠道原发疾病

1) 肿瘤和息肉:恶性肿瘤有癌、类癌、恶性淋巴瘤、平滑肌肉瘤、纤维肉瘤等;良性肿瘤有平滑肌瘤、脂肪瘤、血管瘤、神经纤维瘤、囊性淋巴管瘤、黏液瘤等。这些肿瘤以癌最常见,多发于结肠,其他肿瘤少见,多发生于小肠。神经肛管疾病 如痔、肛裂、肛瘘。

2) 炎症性病变:引起出血的感染性肠炎有肠结核、肠伤寒、菌痢及其他细菌性肠炎等;寄生虫感染有阿米巴、血吸虫、蓝氏贾第鞭毛虫所致的肠炎,由大量钩虫或鞭毛虫感染所引起的下消化道出血国内亦有报道。非特异性肠炎有溃疡性结肠炎、克罗恩病、结肠非特异性孤立溃疡等。此外还有抗生素相关性肠炎、坏死性小肠炎、缺血性肠炎、放射性肠炎等。

3) 血管病变:如血管瘤、毛细血管扩张症、血管畸形(其中结肠血管扩张常见于老年人,为后天获得,常位于盲肠和右半结肠,可发生大出血)、静脉曲张(注意门静脉高压所引起的罕见部位出血,静脉曲张可位于直肠、结肠和回肠末段)。

4) 肠壁结构性病变:如憩室(其中小肠 Meckel 憩室出血不少见)、肠重复畸形、肠气囊肿病(多见于高原居民)、肠套叠等。

5) 肛门病变:痔和肛裂。

(2) 全身疾病累及肠道:白血病和出血性疾病;风湿性疾病如系统性红斑狼疮、结节性多动脉炎、Behcet 病等;淋巴瘤;尿毒症性肠炎。腹腔邻近器官恶性肿瘤浸润或脓肿破裂侵入肠腔可引起出血。

三、消化道出血的表现

消化道出血的临床表现取决于出血病变的性质、部位、失血量与速度,与患者的年龄、心肾功能等全身情况也有关系。

(1) 呕血和黑便:是上消化道出血的特征性表现。上消化道大量出血之后,均有黑便。出血部位在幽门以上者常伴有呕血。若出血量较少、速度慢,亦可无呕血。反之,幽门以下出血如出血量大、速度快,可因血反流入胃腔引起恶心、呕吐而表现为呕血。

(2) 失血性周围循环衰竭:急性大量失血由于循环血容量迅速减少而导致周围循环衰竭。一般表现为头晕、心慌、乏力,突然起立发生晕厥、肢体冷感、心率加快、血压偏低等。严重者呈休克状态。

(3) 贫血和血象变化:急性大量失血由于循环血量迅速减少而导致周围循环衰竭。一般须经 3~4h 以上才出现贫血,出血后 24~72h 血流稀释到最大限度。贫血程度除取决于失血量外,还和出血前有无贫血基础、出血后液体平衡状况等因素有关。急性出血患者为正细胞正色素性贫血,在出血后骨髓有明显代偿性增生,可暂时出现大细胞性贫血,慢性失血则呈小细胞低色素性贫血。出血 24h 内网织红细胞即见增高,出血停止后逐渐降至正常。上消化道大量出血 2~5h,白细胞计数轻至中度升高,血止后 2~3 天才恢复正常。但在肝硬化患者,如同时有脾功能亢进,则白细胞计数可不增高。

(4) 发热:上消化道大量出血后,多数患者在 24h 内出现低热,持续 3~5 天后降至正常。引起发热的原因尚不清楚,可能与周围循环衰竭,导致体温调节中枢的功能障碍等因素有关。

(5) 氮质血症:在上消化道大量出血后,由于大量血液蛋白质的消化产物在肠道被吸收,血中尿素氮浓度可暂时增高,成为肠源性氮质血症。一般于一次出血后数小时血尿素氮开始上升,24~48h 可达高峰,大多不超过 14.3mmol/L,3~4 日后降至正常。

四、上消化道出血诊断的确立

1. 上消化道出血诊断的确立

根据呕血、黑便和失血性周围循环衰竭的临床表现，呕吐物或粪便隐血试验呈强阳性，血红蛋白浓度、红细胞计数及血细胞比容下降的实验室证据，可做出上消化道出血的诊断，但必须注意以下情况。

（1）排除消化道以外的出血因素：①排除来自呼吸道的出血；②排除口、鼻、咽喉部出血；③排除进食引起的黑便，如动物血、炭粉、铁剂或铋剂的药物。

（2）判断上消化道还是下消化道出血：呕血提示上消化道出血，黑便大多来自上消化道出血，而血便大多来自下消化道出血。但是，上消化道短时间内大量出血亦可表现为暗红色甚至是鲜红色血便，此时如不伴呕血，常难以与下消化道出血鉴别，应在病情稳定后即做急诊胃镜检查。

2. 出血严重程度的估计和周围循环状态的判断

据研究，成人每日消化道出血>5～10ml 粪便隐血出现阳性，每日出血量 50～100ml 可出现黑便。胃内储积血量在 250～300ml 可引起呕血。一次出血量不超过 400ml 时，因轻度血容量减少可由组织液及脾脏贮血所补充，一般不引起全身症状。出血量超过 400～500ml，可出现全身症状，如头昏、心慌、乏力等。短时间内出血量超过 1000ml，可出现周围循环衰竭表现。

急性大出血严重程度的估计最有价值的指标是血容量减少所导致的周围循环衰竭的临床表现，而周围循环衰竭又是急性大出血导致死亡的直接原因。因此，对急性消化道大出血患者，应将周围循环状态的有关检查放在首位，并据此做出相应的紧急处理。血压和心率是关键指标，需进行动态观察，综合其他相关指标加以判断。如果患者由平卧位改为坐位时出现血压下降（下降幅度大于 15～20mmHg）、心率加快（上升幅度大于 10 次/min），已提示血容量明显不足，是紧急输血指征。如收缩压低于 90mmHg，心率大于 120 次/min，伴有面色苍白、四肢湿冷、烦躁不安或神志不清则已进入休克状态，属严重大量出血，需积极抢救。

3. 出血是否停止的判断

上消化道大出血经过恰当治疗，可于短时间内停止出血。由于肠道内积血需经数日（约 3 日）才能排尽，故不能以黑便为继续出血的指标。临床上出现下列情况应考虑继续出血或再出血：①反复呕血，或黑便次数增多、粪质稀薄，伴有肠鸣音亢进；②周围循环衰竭的表现经充分补液输血而未见明显改善，或虽暂时好转而又恶化；③血红蛋白浓度、红细胞计数与红细胞比容继续下降，网织红细胞计数持续增高；④补液与尿量足够的情况下，血尿素氮持续或再次升高。

五、十二指肠溃疡临床特点及检查方法

1. 临床特点

十二指肠溃疡（duodenal ulcer，DU）是常见的慢性疾病之一，是由于多种因素引起的十二指肠黏膜层和肌层的缺损。十二指肠任何部位都可发生溃疡，多好发于十二指肠球部。

（1）慢性过程：除少数较早就医的患者外，多数患者病程已长达几年、十几年或更长时间。

（2）周期性：大多数患者病情反复发作，并且发作期与缓解期随季节变换、精神紧张、

情绪波动、饮食不调或服用与发病有关的药物等因素的变化互相交替出现。这反映了溃疡急性活动期、逐渐愈合、形成瘢痕的溃疡周期的反复过程。发作期可达数周甚至数月，缓解期可长至数月或几年。发作频率及发作与缓解期维持时间，因患者的个体差异、溃疡的发展情况和治疗效果及巩固疗效的措施而异。

(3) 节律性：十二指肠溃疡疼痛多在餐前空腹时或半夜出现，进食或服用制酸剂后可稍缓解。有些特殊的溃疡病的疼痛节律性不是很明显，如老年人的溃疡及十二指肠球后溃疡等。当疼痛的节律性突然发生变化时，应考虑病情有所发展，或可能出现并发症。

(4) 疼痛的部位：十二指肠溃疡疼痛多位于上腹正中或偏右。疼痛范围一般较局限，局部有压痛，但是疼痛的部位并不一定就是溃疡所在的部位。当溃疡深达浆膜层或为穿透性溃疡时，疼痛可扩散至胸部、左上腹、右上腹或背部等身体其他部位。

(5) 疼痛的性质与程度：每个人对疼痛的耐受程度不一，故溃疡病疼痛的程度没有一个客观的标准，其性质也视患者的感觉而定，通常被描述为饥饿样不适感、钝痛、嗳气、压迫感、灼痛或剧痛和刺痛等。

2. 十二指肠溃疡常用检查方法如下所述

(1) 胃镜检查：是诊断十二指肠溃疡的主要方法，可对十二指肠黏膜直接观察、摄像，还可在直视下取活组织做病理学检查及幽门螺杆菌检测，因此对溃疡的诊断具有十分重要的意义。根据 1964 年日本崎田隆夫的分期法，将内镜下溃疡分为活动期(A)、愈合期(H)和瘢痕期(S)三个病期，其中每个病期又可分为两个阶段。部分患者可能会对胃镜检查的过程不能忍受或心存恐惧，这时可考虑麻醉后再行胃镜检查(即无痛胃镜)，以减轻胃镜检查的不适感。

(2) X 线钡餐检查：在溃疡的诊断及胃良、恶性溃疡鉴别诊断上的准确性不如胃镜，常用于年纪较大、有心脑血管疾病或因其他原因而无法耐受胃镜检查的患者，如发现龛影，则亦有确诊价值。

(3) 尿素酶试验或核素标记 ^{13}C 呼气等试验：目的在于检测是否存在幽门螺杆菌感染，主要用于评价幽门螺旋杆菌根除治疗后的疗效。

第二节课

简单复习上节课内容。

本病例的诊疗过程叙述如下。

(1) 二级护理，禁食水，记出入量。

(2) 监测血常规、DIC 全项、电解质及肾功能。完善上腹部 CT 扫描进一步明确。

(3) 给予奥美拉唑 40mg q12h 抑酸，5% 葡萄糖氯化钠 500ml+KCl1. 5g 补液，10% 葡萄糖 1000ml+ KCl 3. 0g，复方氨基酸 250ml+20% 脂肪乳 250ml 营养支持治疗。

患者经禁食、补液、抑酸后未再出血呕血、黑便。复查胃镜示十二指肠球部溃疡 S1 期、慢性浅表性胃炎。患者未再出现活动性出血，血红蛋白基本稳定。便潜血阴性，逐渐恢复饮食，10 天后出院。出院后继续予埃索美拉唑 20mg bid 抑酸治疗，琥珀酸亚铁 0. 2g tid 补铁治疗。

【提出问题】

1. 患者治疗合理吗？

2. 消化道出血的一般治疗方案是什么？
3. 消化道大出血的治疗方案是什么？
4. 患者病情控制不好，可能会出现哪些并发症，如何检查？

【涉及要点】

1. 上消化道大出血的监测及药物治疗。
2. 下消化道大出血的治疗。
3. 十二指肠溃疡的并发症。
4. 消化道出血的预防。

【教师参考重点】

一、消化道出血的一般治疗

(1) 严密观察生命体征和病情变化，心电、呼吸、血压监测、血气分析、出入量记录（注意尿比重）。卧床休息；观察神色和肢体皮肤是冷湿或温暖；记录血压、脉搏、出血量与每小时尿量；保持静脉通路，必要时测定中心静脉压。保持患者呼吸道通畅，避免呕血时引起窒息。

(2) 饮食管理：活动性出血期间禁食，出血停止后逐渐恢复饮食。

(3) 补充血容量：立即查血型和配血，尽快建立有效的静脉输液通道，尽快补充血容量。在配血过程中，可先输平衡液或葡萄糖盐水。改善急性失血性周围循环衰竭的关键是要输血，一般输浓缩红细胞，严重活动性大出血考虑输全血。下列情况为紧急输血指征：①改变体位出现晕厥、血压下降和心率加快；②失血性休克；③血红蛋白低于 70g/L 或血细胞比容低于 25%。输血量视患者周围循环动力学及贫血改善而定，尿量是有价值的参考指标。应注意避免因输液、输血过快、过多而引起肺水肿，原有心脏病或老年患者必要时可根据中心静脉压调节输入量。

(4) 多数患者在出血后常有发热，一般不需使用抗生素。

二、上消化道大量出血的止血措施

1. 食管、胃底静脉曲张破裂大出血

本病往往出血量大、再出血率高、死亡率高，在止血措施上有其特殊性。

(1) 药物止血：①血管加压素（vasopressin），通过对内脏血管的收缩作用，减少门脉血流量，降低门脉压。血管加压素的推荐疗法是 0.2U/min 静脉持续滴注，视治疗反应可逐渐增加剂量至 0.4U/min（目前国内所用垂体后叶素含等量加压素与缩宫素）。研究证明，只有达到上述较大剂量，该药才能发挥止血效果，但此剂量不良反应大，常见的有腹痛、血压升高、心律失常、心绞痛，严重者可发生心肌梗死。因此，应同时使用硝酸甘油，以减少血管加压素引起的不良反应，同时硝酸甘油还有协同降低门静脉压的作用。用法为硝酸甘油静脉滴注，根据患者血压来调整剂量。也可舌下含服硝酸甘油 0.6mg，每 30min 1 次。有冠状动脉粥样硬化性心脏病、高血压者忌用。②三甘氨酰赖氨酸加压素（又名特列加压素，terlipressin），为加压素拟似物，与加压素比较，该药止血效果好、不良反应少、使用方便（2mg/次、4~6h 1 次、静脉注射），然因价格高，目前国内未推广使用。③生长抑素及其拟似物，可明显减少门脉及其侧支循环血流量，止血效果肯定，因不伴全身血流动力学改变，故短期使用几乎没有严重不良反应。该类药物已成为近年治疗食管胃底静脉曲张出血的最常用药物。14 肽天然生长抑素(somatostatin),用法为首剂 250μg 静脉缓慢注射,继以 250μg/h 持续静脉滴注。本品半衰期极短,应注意滴注过程中不能中断,若中断超过 5min,应重新注射首剂。奥曲肽(octreotide)是 8 肽的生长抑素拟似物,该药半衰期较长,常用量为首剂 100μg 静脉缓慢注射,继以 25~50μg/h 持续静脉滴注。

(2) 气囊压迫止血:经鼻腔或口插入三腔两囊管,注气入胃囊(囊内压 50~70mmHg),向外加压牵引,用以压迫胃底,若未能止血,再注气入食管囊(囊内压为 35~45mmHg),压迫食管曲张静脉。用气囊压迫过久会导致黏膜糜烂,故持续压迫时间最长不应超过 24h,放气解除压迫一段时间后,必要时可重复充盈气囊恢复牵引。气囊压迫止血效果肯定,但缺点是患者痛苦大、并发症多(如吸入性肺炎、窒息、食管炎、食管黏膜坏死、心律失常等),由于不能长期压迫,停用后早期再出血率高。鉴于近年药物治疗和内镜治疗的进步,目前已不推荐气囊压迫作为首选止血措施,其应用宜限于药物不能控制出血时作为暂时止血用,以赢得时间去准备其他更有效的治疗措施。

(3) 内镜治疗:内镜直视下注射硬化剂或组织黏合剂至曲张的静脉(前者用于食管曲张静脉,后者用于胃底曲张静脉),或用皮圈套扎曲张静脉,不但能达到止血目的,而且可有效防止早期再出血,是目前治疗食管胃底静脉曲张破裂出血的重要手段。一般经药物治疗(必要时加气囊压迫)大出血基本控制,患者基本情况稳定,在进行急诊内镜检查同时进行治疗。并发症主要有局部溃疡、出血、穿孔、瘢痕狭窄等,注意操作及术后处理可使这些并发症大为减少。

(4) 外科手术或经颈静脉肝内门体静脉分流术:急诊外科手术并发症多、死亡率高,因此应尽量避免。但在大量出血上述方法治疗无效时唯有进行外科手术。有条件的单位亦可用经颈静脉肝内门体静脉分流术治疗,该法尤适用于准备做肝移植的患者。

2. 非曲张静脉上消化道大出血

除食管胃底静脉曲张破裂出血之外的其他病因引起的上消化道大出血,习惯上又称为非曲张静脉上消化道大出血,其中以消化性溃疡所致出血最为常见。止血措施主要有以下几方面。

(1) 抑制胃酸分泌的药物:血小板聚集及血浆凝血功能所诱导的止血作用需在 $pH>6.0$ 时才能有效发挥,而且新形成的凝血块在 $pH<5.0$ 的胃液中会迅速被消化。因此,抑制胃酸分泌,提高胃内 pH 具有止血作用。临床上,对消化性溃疡和急性胃黏膜损害所引起的出血,常规予 H_2 受体拮抗剂或质子泵抑制剂,后者在提高及维持胃内 pH 的作用优于前者。急性出血期应静脉途径给药。

(2) 内镜治疗:消化性溃疡出血约 80% 不经特殊处理可自行止血,其余部分患者则会持续出血或再出血。内镜如见有活动性出血或暴露血管的溃疡应进行内镜止血。证明有效的方法包括热探头、高频电灼、激光、微波、注射疗法或上止血夹等,可视各单位的设备及病情选用。其他原因引起的出血,也可视情况选择上述方法进行内镜止血。

(3) 手术治疗:内科积极治疗仍大量出血不止危及患者生命,须不失时机行手术治疗。不同病因所致的上消化道大出血的具体手术指征和手术方式各有不同。

(4) 介入治疗:患者严重消化道大出血在少数特殊情况下,既无法进行内镜治疗,又不能耐受手术,可考虑在选择性肠系膜动脉造影找到出血灶的同时进行血管栓塞治疗。

三、下消化道出血的止血治疗

（1）凝血酶保留灌肠有时对左半结肠出血有效。

（2）内镜下止血：急诊结肠镜检查如能发现出血病灶，可试行内镜下止血。

（3）血管活性药物应用：血管加压素、生长抑素静脉滴注可能有一定作用。如做动脉造影，可在造影完成后动脉输注血管加压素 0.1～0.4U/min，对右半结肠及小肠出血止血效果优于静脉给药。

（4）动脉栓塞治疗：对动脉造影后动脉输注血管加压素无效病例，可做超选择性插管，在出血灶注入栓塞剂。本法主要缺点是可能引起肠梗死，拟进行肠段手术切除的病例，可作为暂时止血用。

（5）紧急手术治疗：经内科保守治疗仍出血不止、危及生命，无论出血病变是否确诊，均是紧急手术的指征。

四、消化道出血的预防

（1）应在医生指导下积极治疗原发病，如消化性溃疡及肝硬化等。

（2）生活要有规律，饮食要定时有节，切忌暴饮暴食，忌酒忌烟，不要饮用浓茶和咖啡。

（3）注意药物的使用，应尽量少用或不用对胃黏膜有刺激性的药物，如必须使用时，应加用保护胃黏膜药物。

（4）要定期体检，以期发现早期病变，及时治疗，在出现头晕、乏力等贫血症状时，应尽早上医院检查。

五、消化性溃疡的并发症

（1）出血：溃疡侵蚀周围血管可引起出血，出血是消化性溃疡最常见的并发症，也是上消化道大出血的最常见病因（约占所有病因的 50%）。

（2）穿孔：现在医疗条件的提高及患者就诊及时等情况，使得穿孔的发生率并不是很高，临床上可分为急性、亚急性和慢性三种，急性穿孔的溃疡常位于十二指肠前壁或胃前壁，只有急性穿孔才需行手术治疗。

（3）幽门梗阻：有器质性和功能性两种。前者是因慢性溃疡引起黏膜下纤维化，导致瘢痕性狭窄，内科治疗无效，常需外科手术治疗；后者由于溃疡周围组织炎症引起充血水肿和幽门反射性痉挛所致，内科治疗有效。

（4）癌变：与胃溃疡不同，多数学者认为十二指肠溃疡一般不发生癌变。

参考文献

陆再英. 2008. 内科学. 第 7 版. 北京：人民卫生出版社

慢性肾脏病和慢性肾衰竭

【学习目标】

掌握慢性肾脏病和慢性肾衰竭的定义、分期及病因、流行病学、常见症状、相关实验室检查、诊断和鉴别诊断、并发症及其治疗原则。

【学习要点】

1. 慢性肾脏病和慢性肾衰竭的定义和分期。
2. 慢性肾脏病和慢性肾衰竭的患病率和主要病因。
3. 慢性肾衰竭的主要临床症状。
4. 慢性肾衰竭的诊断与鉴别诊断。
5. 慢性肾衰竭的并发症。
6. 慢性肾衰竭的治疗原则。
7. 肾性贫血和代谢性酸中毒的诊疗。

第一节课

患者,男性,77岁,主因"发现血肌酐升高6年,乏力伴食欲减退2个月"就诊。

现病史:患者6年前无明显诱因查体发现血肌酐升高,当时否认乏力、纳差等不适,此后间断监测肌酐水平,逐渐升高,波动在200~340μmol/L,24小时尿蛋白波动在0.82~1.9g/日,血清白蛋白波动在35~41g/L,近2年血红蛋白逐渐由105g/L减至69g/L。7个月前复查CRE 360μmol/L,Hb 79g/L,计算eGFR 15.88ml/[min·(1.73m^2)],住院予降压、纠正贫血、调脂、补钙等对症治疗好转后出院。2个月前患者出现乏力、纳差、食欲减退,伴有头晕,于外院查血肌酐389μmol/L,计算eGFR 12ml/[min·(1.73m^2)],Hb 70g/L。为进一步诊治收入我科。患者近5个月来,睡眠一般,食欲欠佳,精神一般,诉乏力,大便正常,尿量可,体重增加约4kg。

既往史:高血压病史20余年,最高190/80mmHg,目前口服硝苯地平控释片拜新同30mg tid、盐酸阿罗洛尔10mg qd,血压控制在150~160/50~60mmHg。20年前诊断为"类风湿关节炎",曾口服藏药(具体成分不详)4年。1年余前血压控制不佳,出现大量鼻出血,Hb降至60g/L,予电凝止血并输血治疗,此后间断出现少量鼻渗血。前列腺增生5年。5个月前颈动脉彩超提示颈动脉粥样硬化,左颈内动脉起始段50%~70%狭窄。否认食物、药物过敏史。

家族史:其父亲及一妹患高血压。

查体:体温36.3℃,呼吸18次/min,脉搏78次/min,血压164/90mmHg。身高172cm,体重75kg。神志清楚,步入病房,颜面部及眼睑无明显水肿,双肺呼吸音清,未闻及干、湿啰音。心率78次/min,律齐,各瓣膜听诊区未闻及病理性杂音。腹软,无压痛、反跳痛及肌紧张,肝脾肋下未触及,肠鸣音正常,3次/min。双下肢可凹性水肿,足背动脉搏动良好。生理反射正常,肌张力正常,肌力5级。肢体无瘫痪,病理反射未引出,Kernig征阴性。

化验检查:血型:A型。血常规:RBC 2.01×10^{12}/L,Hb 63g/L,PLT 161×10^{9}/L。凝血分

析:正常。BNP 224.0pg/ml。血渗透压 319mOsm/kg,尿渗透压 282mOsm/kg。生化指标:ALT 22U/L,AST 15U/L,TP 57.3g/L,ALB 35.5g/L,BUN 27.01mmol/L,CRE 380μmol/L,UA 411μmol/L,Ca 2.04mmol/L,P 1.45mmol/L,K^+ 5.15mmol/L,Na^+ 134.9mmol/L,CO_2 CP 17.6mmol/L。全段甲状旁腺激素测定 173.20pg/ml。

【提出问题】

1. 本病例患者临床特点有哪些?
2. 慢性肾衰竭的常见病因有哪些?
3. 慢性肾衰竭的主要临床表现有哪些?
4. 患者检查结果有何提示?患者还有哪些疾病?该疾病的诊断标准是什么?

【涉及要点】

1. 慢性肾脏病和慢性肾衰竭的定义和分期。
2. 慢性肾脏病和慢性肾衰竭的病因及慢性肾衰竭进展的危险因素。
3. 慢性肾衰竭的临床表现。
4. 慢性肾衰竭的诊断和鉴别诊断。

【教师参考重点】

一、慢性肾脏病和慢性肾衰竭的定义和分期

1. 慢性肾脏病(chronic kidney diseases,CKD)

定义:各种原因引起的慢性肾脏结构和功能障碍[肾脏损伤病史>3 个月,包括肾小球滤过率(GFR)正常和不正常的病理损伤、血液和尿液成分异常,以及影像学检查异常或不明原因的 GFR 下降(GFR<60ml/min)超过 3 个月]。

CKD 分期:见表 2-7-1。

2. 慢性肾衰竭(chronic renal failure,CRF)

定义:是指慢性肾脏病引起肾小球滤过率(GFR)下降及与此相关的代谢紊乱和临床症状组成的综合征,简称慢性肾衰竭。

表 2-7-1　美国肾脏病基金会 K/DOQI 专家组对 CKD 分期的建议

分期	特征	GFR 水平(ml/min)	防治目标-措施
1	已有肾损害,GFR 正常	≥90	CKD 诊治;缓解症状 保护肾功能
2	GFR 轻度降低	60~89	评估、减慢 CKD 进展 降低 CVD(心血管病)患病危险
3	GFR 中度降低	30~59	减慢 CKD 进展 评估、治疗并发症
4	GFR 重度降低	15~29	综合治疗;透析前准备
5	ESRD(肾衰竭)	<15	如出现尿毒症,需及时替代治疗

二、慢性肾脏病和慢性肾衰竭的病因及慢性肾衰竭进展的危险因素

近 30 余年来 CKD 的患病率有上升趋势,CKD 和 CRF 的病因主要有糖尿病肾病、高血

压肾小动脉硬化、原发性与继发性肾小球肾炎、肾小管间质病变(慢性肾盂肾炎、慢性尿酸性肾病、梗阻性肾病、药物性肾病等)、肾血管病变、遗传性肾病(如多囊肾、遗传性肾炎)等。在发达国家,糖尿病肾病、高血压肾小动脉硬化已成为 CRF 的主要病因;包括中国在内的发展中国家,这两种疾病在 CRF 各种病因中仍位居原发性肾小球肾炎之后,但近年也有明显增高趋势。双侧肾动脉狭窄或闭塞引起的"缺血性肾病"(ischemic nephropathy),在老年 CRF 的病因中占有一定地位。

总体而言,CRF 的病情进展有时缓慢而平稳(渐进性),也有时短期内急剧加重(进行性);病程进展既有"不可逆"的一面,也有"可逆"(主要在早中期)的一面。因此,临床治疗中应抓住机会积极控制危险因素,争取病情好转。

1. CRF 渐进性发展的危险因素

危险因素包括高血糖控制不满意、高血压、蛋白尿(包括微量白蛋白尿)、低蛋白血症、吸烟等。

2. CRF 急性加重的危险因素

(1) 累及肾脏的疾病(如原发性肾小球肾炎、高血压、糖尿病、缺血性肾病等)复发或加重。

(2) 血容量不足(低血压、脱水、大出血或休克等)。

(3) 肾脏局部血供急剧减少(如肾动脉狭窄患者应用 ACEI 或 ARB 等药物)。

(4) 严重高血压未能控制。

(5) 肾毒性药物。

(6) 泌尿道梗阻。

(7) 严重感染。

(8) 其他:高钙血症、严重肝功能不全等。

在上述因素中,因血容量不足或肾脏局部血供急剧减少致残余肾单位低灌注、低滤过状态是导致肾功能急剧恶化的主要原因之一。

三、慢性肾衰竭的主要临床表现

在 CRF 的不同阶段,其临床表现也各不相同。在 CRF 的代偿期和失代偿早期,患者可以无任何症状,或仅有乏力、腰酸、夜尿增多等轻度不适,少数患者可有食欲减退、代谢性酸中毒及轻度贫血。CRF 中期以后,上述症状更趋明显。晚期尿毒症时,可出现急性心力衰竭、严重高钾血症、消化道出血、中枢神经系统障碍等,甚至有生命危险。

(1) 水、电解质代谢紊乱:以代谢性酸中毒和水钠失衡最为常见。代谢性酸中毒表现为食欲不振、呕吐、虚弱无力、呼吸深长等;水钠潴留可表现为不同程度的皮下水肿和体腔积液;GFR 下降至 20~25ml/min 或更低时,易出现高钾血症;钙磷代谢紊乱主要表现为钙缺乏和磷过多;当 GFR<20ml/min 时,由于肾脏排镁减少,可能会出现高镁血症。

(2) 蛋白质、糖类、脂肪和维生素的代谢紊乱:CRF 患者蛋白质代谢紊乱一般表现为代谢产物蓄积(氮质血症),也可有血清白蛋白水平下降、血浆和组织必需氨基酸水平下降等。糖代谢异常主要表现为糖耐量减低和低血糖症,前者多见。CRF 患者高脂血症相当常见,其中多数患者表现为轻到中度高三酰甘油血症,少数患者表现为轻度高胆固醇血症。

(3) 心血管系统症状:心血管病变是 CKD 患者的主要并发症之一和最常见的死因。尤其是进入终末期肾病阶段,则死亡率进一步增高(占尿毒症死因的 45%~60%)。主要表现为高血压、左心室肥厚、心力衰竭、尿毒症心肌病、心包病变、血管钙化和动脉粥样硬化。

(4) 呼吸系统症状：体液过多或酸中毒时均可出现气短、气促，严重酸中毒可致呼吸深长。

(5) 胃肠道症状：主要表现有食欲缺乏、恶心、呕吐、口腔有尿味。消化道出血也较常见。

(6) 血液系统表现：主要表现为肾性贫血和出血倾向。肾性贫血主要由于红细胞生成素缺乏，如同时伴有缺铁、营养不良、出血等因素，可加重贫血程度。晚期 CRF 患者有出血倾向，多与血小板功能降低有关。

(7) 神经肌肉系统症状：早期症状可有疲乏、失眠、注意力不集中等。其后会出现性格改变、抑郁、记忆力减退、判断力降低。周围神经病变也很常见。

(8) 内分泌功能紊乱和骨骼病变：内分泌功能紊乱表现为肾脏本身内分泌功能紊乱、下丘脑-垂体内分泌功能紊乱、外周内分泌腺功能紊乱。肾性骨营养不良相当常见，表现为纤维囊性骨炎（高转化性骨病）、骨生成不良、骨软化症（低转化性骨病）及骨质疏松症。

四、慢性肾衰竭的诊断和鉴别诊断

通过询问病史、查体，及时做必要的实验室检查，可以尽早明确 CRF 诊断。

CRF 与肾前性氮质血症的鉴别：有效血容量补足 48～72h 后肾前性氮质血症患者肾功能即可恢复，而 CRF 则肾功能难以恢复。

CRF 与急性肾衰的鉴别：通常根据病史可做出鉴别诊断，在患者病史欠详时，可借助于影像学检查（B 超、CT 等）或肾图检查结果进行分析，如双肾明显缩小，或肾图提示慢性病变，支持 CRF 诊断。CRF 有时可发生急性加重或伴发急性肾衰。如 CRF 本身已相对较重，或其病程加重过程未能反映急性肾衰演变特点，称之为“慢性肾衰急性加重”。如果 CRF 较轻，而急性肾衰相对突出，且病程发展符合急性肾衰演变过程，称为“慢性肾衰合并急性肾衰”。

第二节课

简单复习上节课内容，根据患者目前病情，给予药物治疗方案。

降压：硝苯地平控释片 30mg bid，盐酸阿罗洛尔 10mg qd。

降脂：阿托伐他汀 10mg qn。

纠正贫血：琥珀酸亚铁 0.2g bid，叶酸 5mg tid，EPO 4000U 每周 2 天皮下注射。

针对慢性肾衰竭：复方 α-酮酸 4 片 tid，呋塞米 20mg qd，骨化醇 0.25μg qd，碳酸钙 0.2g tid，碳酸氢钠 1g tid。

【提出问题】

1. 患者治疗合理吗？规范化治疗应该包括什么内容？
2. 患者降压药物使用是否合理？
3. 慢性肾衰竭可以预防吗？如何做？
4. 患者病情控制不好，可能会出现哪些并发症，如何检查？出现尿毒症，如何治疗？
5. 肾性贫血如何诊疗？

【涉及要点】

1. 慢性肾衰竭的规范治疗。
2. 尿毒症的替代治疗。

3. 代谢性酸中毒的诊疗特点。

4. 肾性贫血的诊疗。

【教师参考重点】

一、早中期慢性肾衰竭的防治对策和措施

加强早中期 CRF 的防治,及时治疗,延缓、停止或逆转 CRF 的进展,防止尿毒症的发生。基本对策:①坚持病因治疗,如对高血压、糖尿病肾病、肾小球肾炎等,坚持长期合理治疗;②避免或消除 CRF 急剧恶化的危险因素;③阻断或抑制肾单位损害渐进性发展的各种途径,保护健存肾单位。对患者血压、血糖、尿蛋白定量、血肌酐上升幅度、GFR 下降幅度等指标,都应当控制在"理想范围"(表 2-7-2)。

表 2-7-2 CKD-CRF 血压、蛋白尿、血糖、HbA1c、GFR 或 Scr 变化的治疗目标

项目	目标
血压	
CKD 第 1~4 期(GFR≥15ml/min)	
尿蛋白>1g/24h 或糖尿病肾病	<125/75mmHg
尿蛋白<1g/24h	<130/80mmHg
CKD 第 5 期(GFR<15ml/min)	<140/90mmHg
血糖(糖尿病患者,mmol/L)	空腹 5.0~7.2,睡前 6.1~8.3
HbA1c(糖尿病患者)	<7.0%
蛋白尿	<0.5g/24hr
GFR 下降速度	<0.3ml/(min · mon) [<4ml/(min · year)]
Scr 升高速度	<4μmol/(L · mon) [<50μmol/(L · year)]

二、慢性肾衰竭的营养治疗

CRF 患者的蛋白摄入量一般为 0.6~0.8g/(kg · d),以满足基本生理需要。患者磷摄入量一般应<600~800mg/日。患者饮食中的动物蛋白与植物蛋白应保持合理比例,一般两者各占一半左右。同时,建议适当补充必需氨基酸和 α-KA。患者每日热量摄入保持充足,一般为 30~35kcal/(kg · d)。

三、慢性肾衰竭的药物治疗

(1) 纠正酸中毒和水、电解质紊乱:代谢性酸中毒的处理,主要是口服碳酸氢钠,轻者 1.5~3.0g/日,中、重度患者 3~15g/日,必要时可静脉输入。为防止水钠潴留,需适当限制钠摄入量,不超过 6~8g/日。有明显水肿、高血压者,钠摄入量一般来说 2~3g/日。使用袢利尿剂改善水肿。对于高钾血症,首先应积极预防高钾血症的发生,注意纠正酸中毒,适当应用袢利尿剂,增加尿钾排出。已出现高钾血症,予以纠正酸中毒、补充碳酸氢钠、袢利尿剂、葡萄糖-胰岛素溶液输入、口服聚磺苯乙烯,对于严重高血钾予以血液透析治疗。

(2) 高血压的治疗:对高血压进行及时、合理的治疗,不仅是为了控制高血压的某些症状,而且是为了积极主动地保护靶器官。ACEI、ARB、CCB 的应用较为广泛。ACEI 和 ARB

有使钾升高及一过性血肌酐升高的作用，在选用和应用过程中，应注意检测相关治疗。

（3）贫血的治疗和 EPO 的使用（见本节“慢性贫血的治疗”）。

（4）低钙血症、高磷血症和肾性骨病的治疗：当 GFR<30ml/min 时，除限制磷摄入外，可应用碳酸钙，每次口服 0.5～2g，每日 3 次，餐中服用。对于明显高磷血症（血磷>7mg/dl）或钙磷乘积>65mg/dl，则暂停钙剂，以防转移性钙化的加重。对于明显低钙血症，可服用骨化三醇 0.25～0.5μg/日。治疗中应监测 Ca、P 和 PTH 浓度，使得透析前患者血 iPTH 保持在 35～110pg/ml，透析患者血钙磷乘积尽量接近目标值的低限（Ca×P<55mg/dl 或 4.52mmol/L）。

（5）防治感染：预防各种感染，抗生素的选择和应用原则，与一般感染相同，唯剂量需要调整。在疗效相近的情况下，应选用肾毒性最小的药物。

（6）高脂血症的治疗：透析前 CRF 患者血脂控制与一般高脂血症患者治疗原则相同，对于维持透析患者，高脂血症的标准宜放宽，血胆固醇保持在 6.5～7.8mmol/L，血甘油三酯水平维持在 1.7～2.3mmol/L。

（7）其他

1）糖尿病 CRF 患者随着 GFR 逐渐下降，必须相应调整胰岛素用量，一般应逐渐减少。

2）高尿酸血症通常不需药物治疗，但如有痛风，则予以别嘌呤醇 0.1g，每日口服 1～2 次。

3）皮肤瘙痒：口服抗组胺药物，控制高磷血症及强化透析，对部分患者有效。

四、尿毒症的替代治疗

当 CRF 患者 GFR 为 6～10ml/min（Scr>707μmol/L），并有明显尿毒症临床表现，经治疗不能缓解时，则应进行透析治疗。对于糖尿病肾病，可适当提前安排透析。

（1）血液透析：血透前 3～4 周，应预先给患者做动-静脉内瘘（位置一般在前臂），以形成血流通道。一般每周 3 次，每次 4～6h。

（2）腹膜透析：持续性不卧床腹膜透析疗法（CAPD）设备简单，易于操作，安全有效，可在患者家中自行操作。CAPD 尤其适用于老年人、心血管功能不稳定者、糖尿病患者、小儿患者或做动-静脉内瘘有困难者。

（3）肾移植：需长期使用免疫抑制剂。

五、代谢性酸中毒的诊疗

典型的代谢性酸中毒，是指动脉血浆 H^+浓度增高（pH<7.35）和血浆 HCO_3^-浓度降低（<22mmol/L），即失代偿性代谢性酸中毒。其主要病因包括：体内酸性物质产生过多，体内 HCO_3^-丢失过多，体内酸性物质排出障碍。主要表现为乏力、纳差、恶心和呕吐等症状。心血管受损主要表现为心律失常，心肌收缩力减弱，血压降低，甚至休克；神经系统受损则表现为乏力、嗜睡，甚至昏迷。代谢性酸中毒还可以引起蛋白分解增多和合成下降，负钙平衡、骨质病变、肌肉病变、高钾血症、贫血、蛋白营养不良、发育障碍等其他代谢紊乱和多个系统病变。

其治疗包括病因治疗和对症治疗。病因治疗主要是指对感染、损伤、休克、中毒（药物或毒物）、肾脏病变等基础疾病治疗。对症治疗主要是纠正酸中毒和电解质紊乱。首先补充碳酸氢钠，口服或静脉输入。对低钾血症，及时补充钾剂。终末期肾衰患者代谢性酸中毒往往需要长期透析来纠正。

六、肾性贫血的诊疗

1. 肾性贫血监测频率

(1) 无贫血的 CKD 患者符合下述临床指征时测定血红蛋白浓度:CKD3 期患者至少每年 1 次;CKD4~5 期非透析患者至少每年 2 次;CKD5 期血液透析和腹膜透析患者至少每 3 个月 1 次。

(2) 伴有贫血但未行红细胞生成刺激剂治疗的 CKD 患者符合下述临床指征时测定血红蛋白浓度:CKD 3~5 期非透析患者和 CKD5 期腹膜透析患者,至少每 3 个月 1 次;CKD5 期血液透析患者至少每月 1 次。

2. 肾性贫血的诊断

(1) 成人 CKD 和>15 岁儿童 CKD 患者贫血的诊断:男性 Hb<13.0g/dl(130g/L)和女性 Hb<12.0g/dl(120g/L)。

(2) 儿童 CKD 患者贫血的诊断:0.5~5 岁儿童 Hb<11.0g/dl(110g/L),5~12 岁儿童 Hb<11.5g/dl(115g/L),12~15 岁儿童 Hb<12.0g/dl(120g/L)。

3. 贫血的评估

伴有贫血的 CKD 患者(无论年龄和 CKD 分期),初次评估贫血需包括以下检测:全血细胞计数,绝对网织红细胞计数,血清铁蛋白水平;血清转铁蛋白饱和度(TSAT),血清维生素 B_{12}和叶酸水平。

4. 贫血的治疗和人工重组促红细胞生成素(recombinant human erythropoietin, rHuEPO)的使用

如果排除失血等因素,Hb<100~110g/L,或 Hct<30%~33%,即可使用 rHuEPo 治疗。一般开始剂量为每周 80~120U/kg,分 2~3 次注射(或 2000~3000U,每周 2~3 次),皮下注射。直至 Hb 上升至 120g/L(女)~130g/L(男)或 Hct 上升至 0.33~0.36,视为达标。在维持达标的前提下,每月调整用量 1 次,适当减少 EPO 的用量。影响 rHuEPO 疗效的主要原因是功能性缺铁。因此,在应用 rHuEPO 时,应同时重视补充铁剂,目前常用口服铁剂为琥珀酸亚铁、硫酸亚铁等。部分透析患者口服补铁吸收较差,故常需要经静脉途径补充铁,蔗糖铁的安全有效性较好。

参考文献

陈楠.2013. 改善全球肾脏病预后组织慢性肾脏病贫血指南(概要). 中华内科杂志,52(6):521~523
陆再英.2008. 内科学. 第 7 版. 北京:人民卫生出版社

贫　　血

【学习目标】

掌握贫血的诊断标准、分类、贫血严重度的划分标准、临床表现、相关实验室检查及不同类型贫血的治疗原则。

【学习要点】

1. 贫血的定义和诊断标准。
2. 贫血严重度的划分标准。
3. 贫血的分类：按细胞形态、进展速度、骨髓红系增生情况、发病机制及病因。
4. 贫血的常见临床表现和实验室检查。
5. 临床常见贫血类型。
6. 缺铁性贫血、巨幼细胞贫血、再生障碍性贫血、溶血性贫血的临床表现、实验室检查特点和治疗。
7. 贫血的病因诊断和鉴别诊断。

第一节课

患者，女性，72岁，主因“乏力、活动后气短3个月”就诊。

现病史：患者近3月来逐渐出现乏力，活动后气短、偶伴心悸，无胸痛、无胸闷；无咳嗽咳痰，无眼睑及双下肢水肿；无腹痛、腹泻等。食欲尚可，精神及睡眠可，无黑便及血便等。自发病以来体重无明显变化。

既往史：胃溃疡病史10年，高血压病史5年。否认肝炎、结核病史。

家族史：无特殊遗传病家族史，否认肿瘤家族史。

查体：体温36.5℃，脉搏78次/min，呼吸18次/min，血压120/70mmHg。身高156cm，体重50kg。口唇及睑结膜苍白。双肺呼吸音清，未闻及干、湿啰音。心率78次/min，律齐，各瓣膜听诊区未闻及病理性杂音。腹平软，无压痛、反跳痛及肌紧张，肝脾肋下未触及，肠鸣音正常，3次/min。双下肢无水肿，足背动脉搏动良好。生理反射正常，肌张力正常，肌力5级。

化验检查：血常规：WBC 2.98×10^9/L↓，NE% 39.96%↓，LY% 50.31%↑，RBC 2.283×10^9/L↓，Hb 68.9 g/L↓，HCT 0.20%↓，MCV 89.23fL，MCH 30.18pg，MCHC 338.2g/L，PLT 187.0×10^9/L，Ret% 3.204%↑。

【提出问题】

1. 本病例病例特点有哪些？
2. 贫血的常见病因有哪些？
3. 本病例贫血属何种程度贫血，结合本病例特点在贫血的病因诊断方面有何考虑？
4. 患者化验结果有何提示？尚需完善何种检查或化验？

【涉及要点】

1. 病例特点的总结原则。
2. 结合物理诊断学,复习贫血的常见临床症状及查体特点。
3. 贫血的常见症状、分类、严重度划分和实验室检查。
4. 常见贫血类型的复习。

【教师参考重点】

一、病例特点的总结原则

病例特点的总结,应当在对病史、体格检查和辅助检查进行全面分析、归纳和整理后写出,包括阳性发现和具有鉴别诊断意义的阴性症状和体征等。

二、贫血的定义及诊断标准

贫血(anemia)是指人体外周血红细胞容量减少,低于正常范围下限的一种常见的临床症状。成年男性 Hb<120g/L,成年女性(非妊娠)Hb<110g/L,孕妇 Hb<100g/L 即存在贫血。

贫血的严重程度划分标准见表 2-8-1,贫血的红细胞形态分类见表 2-8-2。

表 2-8-1　贫血的严重度划分标准

血红蛋白浓度(g/L)	贫血严重程度	血红蛋白浓度(g/L)	贫血严重程度
<30	极重度	60~	中度
30~	重度	90~	轻度

表 2-8-2　贫血的红细胞形态分类

类型	MCV(fl)	MCHC(%)	常见疾病
大细胞性贫血	>100	32~35	巨幼细胞贫血、溶血性贫血、骨髓增生异常综合征、肝脏疾病
正常细胞性贫血	80~100	32~35	再生障碍性贫血、溶血性贫血、骨髓病性贫血、急性失血
小细胞低色素性贫血	<80	<32	缺铁性贫血、铁粒幼细胞贫血、珠蛋白生成障碍性贫血

注:MCV 为红细胞平均体积;MCHC 为红细胞平均血红蛋白浓度。

三、贫血的相关实验室检查

1. 血常规检查

有无贫血及贫血严重程度,是否伴白细胞或血小板数量的变化。据红细胞参数(MCV、MCH 及 MCHC)可对贫血进行红细胞形态分类,为诊断提供相关线索。网织红细胞计数间接反映骨髓红系增生及代偿情况;外周血涂片可观察红细胞、白细胞、血小板数量或形态改变。

2. 骨髓检查

骨髓细胞涂片反映骨髓细胞的增生程度、细胞成分、比例和形态变化。骨髓活检反映骨髓造血组织的结构、增生程度、细胞成分和形态变化。必须注意骨髓取样的局限性,骨髓检查与血常规有矛盾时,应做多部位骨髓检查。

3. 贫血的发病机制检查

如缺铁性贫血的铁代谢及引起缺铁的原发病检查；巨幼细胞贫血的血清叶酸和维生素 B_{12} 水平测定及导致此类造血原料缺乏的原发病检查；失血性贫血的原发病检查；溶血性贫血可发生游离血红蛋白增高、结合珠蛋白降低、血钾增高、间接胆红素增高等。

第二节课

简单复习上节课内容，根据患者目前诊断考虑，尚需完善何种化验检查及相关辅助检查。教师根据学生提问，给出相关辅助检查结果。深入讨论病因诊断及治疗。

【提出问题】

1. 患者尚需完善哪些实验室检查？
2. 结合患者病史、症状等，尚需完善哪些必要的辅助检查？
3. 针对贫血的治疗包括那些？
4. 针对贫血病因的治疗包括哪些？

【涉及要点】

1. 各种类型贫血的实验室检查特点。
2. 巨幼细胞贫血的病因和发病机制。
3. 巨幼细胞贫血的相关治疗。
4. 常见的贫血类型及病因。

【病情转归】

（1）患者其他化验及辅助检查结果如下所述。贫血检测：总铁结合力 93.23μmol/L↑，铁 2.33μmol/L↓，不饱和铁 90.9μmol/L↑。贫血组合：铁蛋白 11.44ng/ml↓，血清维生素 B_{12} 160.5pg/ml↓，叶酸 3.1ng/ml↓。内因子抗体：阴性。

（2）经口服补充琥珀酸亚铁 100mg tid，叶酸片 10mg tid，甲钴胺 1000μg qd 4 周后复查。血常规：WBC 3.59×10^9/L，NE% 53.05%，LY% 38.25%，RBC 3.118×10^{12}/L，Hb 95.8g/L，HCT 0.29%，MCV 90.23fL，MCH 30.74pg，MCHC 329.5g/L，PLT 184.7×10^9/L /L，Ret% 7.924%。患者乏力，活动后气短症状明显缓解。

【教师参考重点】

一、巨幼细胞贫血的病因和发病机制

1. 叶酸缺乏的原因

叶酸由蝶啶、对氨基苯甲酸及 L-谷氨酸组成，属维生素 B 族，富含于新鲜水果、蔬菜、肉类食品中。叶酸主要在十二指肠及近端空肠吸收。叶酸缺乏的原因包括：①摄入减少。烹调时间过长或温度过高等食物加工不当，破坏大量叶酸；其次偏食，食物中蔬菜、肉蛋类减少。②需要量增加。婴幼儿、青少年、妊娠和哺乳妇女；甲亢、慢性感染、肿瘤等。③吸收障碍。腹泻、小肠炎症、肿瘤和手术及某些特殊药物（抗癫痫药、柳氮磺吡啶），乙醇等影响叶酸的吸收。④利用障碍。抗核苷酸合成药物如甲氨蝶呤、甲氧苄啶、氨苯蝶啶和乙胺嘧啶等均可干扰叶酸的利用；某些先天性酶缺陷可影响叶酸的利用。⑤叶酸排出增加。血液透

析、酗酒可增加叶酸排出。

2. 维生素 B_{12} 缺乏的原因

维生素 B_{12} 在人体内以甲基钴胺素形式存在于血浆中，以 5-脱氧腺苷钴胺素形式存在于肝及其他组织中。正常人每日所需维生素 B_{12} 主要来源于动物肝、肾、肉、鱼、蛋及乳品类等食品。维生素 B_{12} 缺乏的原因包括摄入减少、吸收障碍、利用障碍等。其中吸收障碍是最常见的原因，包括：①内因子缺乏，如恶性贫血、胃切除、胃黏膜萎缩等；②胃酸和胃蛋白酶缺乏；③胰蛋白酶缺乏；④肠道疾病；⑤先天性内因子缺乏或维生素 B_{12} 吸收障碍；⑥药物（对氨基水杨酸、新霉素、二甲双胍、秋水仙碱和苯乙双胍等）影响；⑦肠道寄生虫或细菌大量繁殖可消耗维生素 B_{12}。

3. 发病机制

由于叶酸缺乏，dTTP 形成减少，DNA 合成障碍，DNA 复制延迟。RNA 的合成受影响不大，细胞内 RNA/DNA 值增大，造成细胞体积增大，胞核发育滞后于胞质，形成巨幼变。骨髓中红系、粒系和巨核系细胞发生巨幼变，分化成熟异常，在骨髓中过早死亡，导致全血细胞减少。维生素 B_{12} 的缺乏同样可导致 dTTP 合成和 DNA 合成障碍。维生素 B_{12} 缺乏还可引起神经精神异常。其机制与两个维生素 B_{12} 依赖性酶的催化反应发生障碍有关。另外，药物干扰核苷酸合成也可引起巨幼细胞贫血。

二、巨幼细胞贫血的实验室检查

1. 血象

呈大细胞性贫血，MCV、MCH 均增高，MCHC 正常。网织红细胞计数可正常。重者全血细胞减少。血片中可见红细胞大小不等，中央淡染区消失，有大椭圆形红细胞、点彩红细胞；中性粒细胞核分叶过多（5 叶核占 5% 以上或出现 6 叶以上核），亦可见巨型杆状核粒细胞。

2. 骨髓象

增生活跃或明显活跃。红系增生显著、巨幼变（胞体大，胞质较胞核成熟，“核幼质老”）；粒系也有巨幼变，成熟粒细胞多分叶；巨核细胞体积增大，分叶过多。骨髓铁染色常增多。

3. 血清维生素 B_{12}、叶酸及红细胞叶酸含量测定

血清维生素 B_{12}、血清叶酸及红细胞叶酸降低。

三、巨幼细胞贫血的治疗

1. 原发病的治疗

有原发病（如胃肠道疾病、自身免疫病等）的巨幼细胞贫血应积极治疗原发病，用药后继发的巨幼细胞贫血，应酌情停药。

2. 补充治疗

（1）叶酸缺乏：口服叶酸，每次 5~10mg，每日 2~3 次，用至贫血表现完全消失。若无原发病，不需维持治疗；如同时有维生素 B_{12} 缺乏，则需同时注射维生素 B_{12}，否则可加重神经系统损伤。

（2）维生素 B_{12} 缺乏：肌注维生素 B_{12}，每次 500μg，每周 2 次；无维生素 B_{12} 吸收障碍者可口服维生素 B_{12} 片剂 500μg，每日 1 次；若有神经系统表现，治疗维持半年到 1 年；恶性贫血患者，治疗维持终生。

四、贫血的临床表现

贫血的病因，血液携氧能力下降的程度，血容量下降的程度，发生贫血的速度，血液、循环、呼吸等系统的代偿和耐受能力均会影响贫血的临床表现。

1. 神经系统

头昏、耳鸣、头痛、失眠、多梦、记忆减退、注意力不集中等，是贫血缺氧导致神经组织损害所致。

2. 皮肤黏膜

苍白是贫血时皮肤、黏膜的主要表现。粗糙、缺少光泽甚至形成溃疡是贫血时皮肤、黏膜的另一类表现。溶血性贫血可引起皮肤、黏膜的黄染。

3. 呼吸循环系统

贫血时红细胞内合成较多的 2，3-二磷酸甘油酸，以降低血红蛋白对氧的亲和力，使氧解离曲线右移，组织获得更多的氧。故轻度贫血无明显表现，仅活动后引起呼吸加快加深并有心悸、心率加快。长期贫血，心脏超负荷工作且供氧不足，可导致贫血性心脏病，可出现心律失常和心功能不全。

4. 消化系统

贫血时消化腺分泌减少甚至腺体萎缩，进而导致消化功能减低，消化不良，出现腹部胀满，食欲减低，大便规律和形状的改变。缺铁性贫血可有吞咽异物感或异嗜症。巨幼细胞贫血可引起舌炎、舌萎缩、牛肉舌、镜面舌等。

5. 泌尿生殖内分泌系统

溶血性贫血患者尿液易出现异常。血管外溶血出现无胆红素的高尿胆原尿；血管内溶血出现血红蛋白尿和含铁血黄素尿，重者可出现少尿、无尿和急性肾衰竭。长期贫血影响睾酮的分泌，减弱男性特征；女性贫血可致月经异常。长期贫血会影响各内分泌腺体的功能和红细胞生成素的分泌。

五、各类贫血的对症治疗及对因治疗

1. 对症治疗

重度贫血患者、老年或合并心肺功能不全的贫血患者应输红细胞，纠正贫血，改善体内缺氧状态；急性大量失血应迅速恢复血容量并输红细胞纠正贫血。对贫血合并的出血、感染、脏器功能不全应施予不同的支持治疗；多次输血并发血色病者应予去铁治疗。

2. 对因治疗

即针对发病机制的治疗。如缺铁性贫血补铁及治疗导致缺铁的原发病；巨幼细胞贫血补充叶酸或维生素 B_{12}；自身免疫性溶血性贫血采用糖皮质激素或脾切除术；范可尼贫血采用造血干细胞移植等。

参考文献

陆再英 . 2008. 内科学 . 第 7 版 . 北京：人民卫生出版社

2 型糖尿病

【学习目标】

掌握2型糖尿病的病因及发病机制、流行病学、常见首发症状、临床分型、相关实验室检查、诊断标准、并发症及其治疗原则。

【学习要点】

1. 2 型糖尿病的遗传学背景和流行病学特点。
2. 2 型糖尿病首发症状。
3. 2 型糖尿病定义、分型、诊断标准。
4. 口服葡萄糖耐量试验(OGTT)详解。
5. 代谢综合征的诊断标准。
6. 2 型糖尿病并发症。
7. 2 型糖尿病的治疗原则——五驾马车。
8. 2 型糖尿病的预防和预后。

第一节课

患者,男性,62 岁,主因“多饮,多尿,体重减轻 1 年”就诊。

现病史:患者近一年来自觉口渴,多饮,尿量增多,每日 3500ml 左右。夜尿明显增多,大约 3~5 次/夜。体重近一年减轻约 6kg。

既往史:高血压病史 3 余年。

家族史:其父亲及一妹妹患糖尿病。

查体:体温 36.3℃,脉搏 80 次/min,呼吸 16 次/min,血压 160/90mmHg。身高 172cm,体重 90kg。双肺呼吸音清,未闻及干、湿啰音。心率 80 次/min,律齐,各瓣膜听诊区未闻及病理性杂音。腹软,无压痛、反跳痛及肌紧张,肝脾肋下未触及,肠鸣音正常,约 3 次/min。双下肢无水肿,足背动脉搏动良好。生理反射正常,肌张力正常,肌力 5 级。肢体无瘫痪,病理反射未引出,Kernig 征阴性。双侧 10g 弹力丝试验阴性,双下肢痛觉正常,双下肢温度觉正常,双下肢振动觉正常。

化验检查:空腹血糖 8.64mmol/L↑,餐后 2 小时血糖 13.86mmol/L↑。尿常规:葡萄糖+++,蛋白+。生化指标:UA 421.9μmol/L↑,TCHO 7.22mmol/L↑,TG 8.61mmol/L↑,HDL-C 0.97mmol/L↓,LDL-C 4.19mmol/L↑。HbA1c 8.0%↑。

【提出问题】

1. 本病例病例特点有哪些?
2. 多尿的常见病因有哪些?
3. 尿糖阳性就是糖尿病吗? 患者诊断明确吗? 需要再进行什么检查?

4. 患者检查结果有何提示？患者还有哪些疾病？该疾病的诊断标准是什么？

【涉及要点】

1. 病例特点的总结原则。
2. 结合物理诊断学，复习多尿的常见病因。
3. 2 型糖尿病的常见症状、诊断标准、临床分型及实验室检查。
4. 有关高脂血症、高尿酸血症、肥胖症及代谢综合征的诊断。

【教师参考重点】

一、病例特点的总结原则

根据病历书写基本规范，首次病程记录中需记录病例特点。首次病程记录是指患者入院后由经治医师或值班医师书写的第一次病程记录，应当在患者入院 8h 内完成。首次病程记录的内容包括病例特点、拟诊讨论（诊断依据及鉴别诊断）、诊疗计划等。

总结病例特点应当在对病史、体格检查和辅助检查进行全面分析、归纳和整理后写出，包括阳性发现和具有鉴别诊断意义的阴性症状和体征等。

二、多尿的常见病因

多尿的定义：24 小时尿量大于 2500ml。其常见原因：

1. 暂时性多尿

暂时性多尿见于短时间内摄入过多水、饮料或含水分过多的食物；使用利尿剂后。

2. 持续性多尿

（1）内分泌代谢障碍：垂体性尿崩症、糖尿病、原发性甲状旁腺功能亢进、原发性醛固酮增多症。

（2）肾脏疾病：肾性尿崩症、肾小管浓缩功能不全。

（3）精神因素：精神性多饮可因自觉烦渴而大量饮水引起多尿。

三、糖尿病的诊断标准（表 2-9-1）

表 2-9-1　糖尿病的诊断标准

	静脉血浆葡萄糖水平（mmol/L）
（1）糖尿病症状（高血糖所导致的多饮、多食、多尿、体重下降、皮肤瘙痒、视力模糊等急性代谢紊乱表现）加随机血糖	≥11.1
或	
（2）空腹血糖（FPG）	≥7.0
或	
（3）葡萄糖负荷后 2 h 血糖	≥11.1
无糖尿病症状者，需改日重复检查	

注：空腹状态指至少 8h 没有热量摄入；随机血糖指不考虑上次用餐时间，一天中任意时间的血糖，不能用来诊断空腹血糖受损（IFG）或糖耐量异常（IGT）；a 只有相对应的 2h 毛细血管血糖值有所不同，糖尿病：2h 血糖≥11.1mmol/L；IGT：2h 血糖≥7.8mmol/L 且<11.1mmol/L。

附:关于用 HbA1c 诊断糖尿病的问题

近年来,人们越来越倾向将 HbA1c 作为筛查糖尿病高危人群和诊断糖尿病的一种方法。HbA1c 较 OGTT 试验简便易行,结果稳定,变异性小,且不受进食时间及短期生活方式改变的影响,患者依从性好。2010 年 ADA 指南已将 HbA1c≥6.5% 作为糖尿病诊断标准之一。2011 年世界卫生组织(WHO)也建议在条件具备的国家和地区采用这一切点诊断糖尿病。但目前 HbA1c 检测在我国尚不普遍,检测方法的标准化程度不够,测定 HbA1c 的仪器和质量控制尚不能符合目前糖尿病诊断标准的要求。而且,中国人群中 HbA1c 诊断糖尿病的切点是否与国际上一致尚待研究证实。基于以上原因,2010 年《中国 2 型糖尿病防治指南》中不推荐在我国采用 HbA1c 诊断糖尿病。

四、糖尿病的相关实验室检查

1. 糖代谢异常严重程度或控制程度的检查

(1) 尿糖测定:尿糖阳性是诊断糖尿病的重要线索,但尿糖阳性只提示血糖超过肾糖阈(大约 10mmol/L),因而尿糖阴性不能排除糖尿病的可能。并发肾脏病变时,肾糖阈升高,虽然血糖升高,但尿糖阴性。妊娠期肾糖阈降低,虽然血糖正常,尿糖可阳性。

(2) 血糖测定和 OGTT:血糖值反映的是瞬间血糖状态。可用血浆、血清或全血测定。如血细胞比容正常,血浆、血清血糖比全血血糖可升高 15%。诊断糖尿病时必须用静脉血浆测定血糖,治疗过程中随访血糖控制可用便携式血糖计(毛细血管全血测定)。

OGTT 应在清晨空腹进行,成人口服 75g 无水葡萄糖或 82.5g 含一分子水的葡萄糖,溶于 250~300ml 水中,5~10min 内饮完,空腹及开始饮葡萄糖水后 2h 测静脉血浆葡萄糖。儿童服糖量按每公斤体重 1.75g 计算,总量不超过 75g。

(3) 糖化血红蛋白:糖化血红蛋白(GHbA1)是葡萄糖或其他糖与血红蛋白的氨基发生非酶化催化反的产物,其量与血糖浓度呈正相关。GHbA1 有 a、b、c 三种,以 HbA1c(A1c)最为主要。A1c 反映患者 8~12 周总的血糖水平,是糖尿病诊断新标准和治疗监测的重要指标。

2. 胰岛 β 细胞功能检查

(1) 胰岛素释放试验:成年人空腹基础血浆胰岛素为 5~20mU/L。口服 75g 无水葡萄糖后,血浆胰岛素在 30~60min 后上升至高峰,高峰为基础值的 5~10 倍,3~4h 恢复到基础水平。本试验反映基础和葡萄糖介导的胰岛素释放功能,可了解胰岛 β 细胞的储备功能,从而有助于糖尿病的早期诊断、分型和指导治疗。胰岛素测定受血清中胰岛素抗体和外源性胰岛素的干扰。

(2) C 肽释放试验:方法同胰岛素释放试验。基础值不小于 400pmol/L,高峰时间同上,峰值为基础值的 5~6 倍,也反映基础和葡萄糖介导的胰岛素释放功能。C 肽测定不受血清中的胰岛素抗体和外源性胰岛素影响。

3. 并发症的检查

根据病情需要检查肝肾功能、血脂等常规检查,考虑急性并发症时检测酮体、电解质、酸碱平衡,针对慢性并发症应检查心、肾、眼、脑、周围动脉等相关辅助检查。

4. 有关病因和发病机制的检查

胰岛素抗体 GAD、IAA、ICA 的检测,胰岛素敏感性检查,基因分析等。

五、有关高脂血症、高尿酸血症、肥胖症、代谢综合征的诊断

高脂血症的诊断标准：血脂异常通常指血浆中胆固醇和(或)甘油三酯升高，通常称为高脂血症。实际上高脂血症也泛指包括低、高密度脂蛋白胆固醇血症在内的各种血脂异常。

高尿酸血症的诊断标准：正常嘌呤饮食状态下，非同日两次空腹血尿酸水平：男性 UA>420μmol/L，女性 UA>360μmol/L。

肥胖症的诊断标准：BMI≥24kg/m^2、BMI≥28kg/m^2分别作为中国成人超重与肥胖的切点。男性腰围≥85cm，女性腰围≥80cm 为腹型肥胖。

代谢综合征(metabolic syndrome，MS)的诊断标准：关于 MS 有多个诊断标准，其中 2007 年《中国成人血脂异常防治指南》在 2004CDS 基础上，对 MS 的组分量化指标进行修订，具备以下的三项或三项以上者可诊断为 MS。①腹部肥胖：腰围男性>90cm，女性>85cm；②血 TG≥1.70mmol/L(150mg/dl)；③血 HDL-C<1.04mmol/L(40mg/dl)；④血压≥130/85mmHg；⑤空腹血糖≥6.1mmol/L(110mg/dl)或糖负荷后 2 小时血糖≥7.8mmol/L(140mg/dl)或有糖尿病病史。

第二节课

简单复习上节课内容，根据患者目前病情，给予药物治疗方案：二甲双胍 0.5g tid，阿卡波糖 50mg tid，缬沙坦 80mg qd，阿托伐他汀 20mg qn。

【提出问题】

1. 患者治疗合理吗？规范化治疗应该包括什么内容？
2. 患者降糖药物使用是否合理？
3. 糖尿病可以预防吗？如何做？
4. 患者病情控制不好，可能会出现哪些并发症，如何检查？对于慢性并发症，如何防治？

【涉及要点】

1. 2 型糖尿病规范化治疗。
2. 2 型糖尿病的药物治疗。
3. 2 型糖尿病的并发症。
4. 2 型糖尿病的流行病学和糖尿病防治中的三级预防。

【教师参考重点】

一、国际糖尿病联盟(IDF)提出糖尿病治疗的五个要点

五个要点即医学营养治疗、运动疗法、血糖监测、药物治疗和糖尿病教育。

医学营养治疗：糖尿病及糖尿病前期患者都需要依据治疗目标接受个体化医学营养治疗，应控制总能量的摄入，合理、均衡分配各种营养物质。尤其是超重和肥胖者，营养治疗有利于减轻体重，改善糖、脂代谢紊乱和高血压，以及减少降糖药物剂量。

运动疗法：运动可增加胰岛素敏感性，有助于控制血糖，预防疾病和保持身体健康等。

流行病学研究结果显示坚持规律运动 12~14 年的糖尿病患者死亡率显著降低。每周最好进行 2 次阻力性肌肉运动,训练时阻力为轻或中度。运动项目要和患者的年龄、病情及身体承受能力相适应。

血糖监测:定期监测血糖,并建议患者采用便携式血糖仪进行自我监测血糖;每 3~6 个月定期复查 HbA1c,了解血糖总体控制情况,及时调整治疗方案。

糖尿病教育:对患者和家属耐心宣教,使其认识糖尿病是终身性的疾病,应给予糖尿病患者终身的密切医疗关注。

糖尿病药物治疗:详见相关内容。

二、药物治疗

1. 口服药物治疗

(1) 二甲双胍:双胍类药物主要药理作用是通过减少肝脏葡萄糖的输出和改善外周胰岛素抵抗而降低血糖。许多国家和国际组织制定的糖尿病指南中推荐二甲双胍作为 2 型糖尿病患者控制高血糖的一线用药和联合用药中的基础用药。二甲双胍可以使 HbA1c 下降 1%~2%,并可减轻体重。UKPDS 研究结果证明二甲双胍还可减少肥胖 2 型糖尿病患者心血管事件和死亡。

(2) 磺脲类药物:属于促胰岛素分泌剂,主要药理作用是通过刺激胰岛 β 细胞分泌胰岛素,增加体内的胰岛素水平而降低血糖。磺脲类药物可以使 HbA1c 降低 1%~2%,是控制高血糖的主要用药。磺脲类药物如果使用不当可以导致低血糖,特别是在老年患者和肝、肾功能不全者;磺脲类药物还可以导致体重增加。

(3) 噻唑烷二酮类药物:主要通过增加靶细胞对胰岛素作用的敏感性而降低血糖。噻唑烷二酮类药物可使 HbA1c 下降 1.0%~1.5%。噻唑烷二酮类药物单独使用时不导致低血糖。但与胰岛素或促胰岛素分泌剂联合使用时可增加低血糖发生的风险。体重增加和水肿是噻唑烷二酮类药物的常见副作用,这种副作用在与胰岛素联合使用时表现更加明显。

(4) 格列奈类药物:为非磺脲类的胰岛素促泌剂,这类药物主要通过刺激胰岛素的早期分泌而降低餐后血糖,具有吸收快、起效快和作用时间短的特点,可使 HbA1c 下降 0.3%~1.5%。格列奈类药物的常见副作用是低血糖和体重增加。

(5) α-糖苷酶抑制剂:α-糖苷酶抑制剂通过抑制碳水化合物在小肠上部的吸收而降低餐后血糖。适用于以碳水化合物为主要食物成分和餐后血糖升高的患者。α-糖苷酶抑制剂可使 HbA1c 下降 0.5%~0.8%,不增加体重,并且有使体重下降的趋势。不良反应主要为胃肠道反应如腹胀、排气等。

(6) 二肽基肽酶-4(DPP-4)抑制剂:通过抑制 DPP-4 而减少胰高糖素样多肽-1(GLP-1)在体内的失活,增加 GLP-1 在体内的水平。GLP-1 以葡萄糖浓度依赖的方式增强胰岛素分泌,抑制胰高血糖素分泌。单独使用 DPP-4 抑制剂不增加低血糖发生的风险,也不增加体重。

2. GLP-1 受体激动剂

GLP-1 受体激动剂通过激动 GLP-1 受体而发挥降低血糖的作用。GLP-1 受体激动剂以葡萄糖浓度依赖的方式增强胰岛素分泌、抑制胰高血糖素分泌,并能延缓胃排空,通过中枢性的食欲抑制来减少进食量。GLP-1 受体激动剂有显著的降低体重作用,单独使用无明显导致低血糖发生的风险。GLP-1 受体激动剂的常见不良反应为胃肠道不适,如恶心,呕吐等。

3. 胰岛素

胰岛素治疗是控制高血糖的重要手段。胰岛素治疗涉及更多的环节，如药物选择、治疗方案、注射装置、注射技术、自我血糖监测、根据血糖监测结果所采取的行动等。开始胰岛素治疗后应继续指导患者坚持饮食控制和运动，并加强对患者的教育和指导，鼓励和指导患者进行自我血糖监测。并掌握根据血糖监测结果来适当调节胰岛素剂量的技能，以控制高血糖和预防低血糖的发生。

根据来源和化学结构的不同，胰岛素可分为动物胰岛素、人胰岛素和胰岛素类似物。根据作用特点的差异，胰岛素又可分为超短效胰岛素类似物、常规（短效）胰岛素、中效胰岛素、长效胰岛素（包括长效胰岛素类似物）和预混胰岛素（包括预混胰岛素类似物）。临床试验证明，胰岛素类似物与人胰岛素相比控制血糖的能力相似，但在模拟生理性胰岛素分泌和减少低血糖发生风险方面胰岛素类似物优于人胰岛素。

三、糖尿病的并发症及预后

1. 糖尿病的急性并发症

（1）糖尿病酮症酸中毒（DKA）：是由于胰岛素不足和升糖激素不适当升高引起的糖、脂肪和蛋白代谢严重紊乱综合征，临床以高血糖、高血酮和代谢性酸中毒为主要表现。主要表现有多尿、烦渴多饮和乏力症状加重。失代偿阶段出现食欲减退、恶心、呕吐，常伴头痛、烦躁、嗜睡等症状，呼吸深快，呼气中有烂苹果味（丙酮气味）；病情进一步发展，出现严重失水现象，尿量减少、皮肤黏膜干燥、眼球下陷，脉快而弱，血压下降、四肢厥冷；到晚期，各种反射迟钝甚至消失，终至昏迷。

（2）高血糖高渗透压综合征（HHS）：临床以严重高血糖而无明显酮症酸中毒、血浆渗透压显著升高、脱水和意识障碍为特征。发生率低于 DKA，且多见于老年 2 型糖尿病患者。起病常常比较隐匿。典型的 HHS 主要有严重失水和神经系统两组症状体征。

（3）糖尿病乳酸性酸中毒：主要是体内无氧酵解的糖代谢产物乳酸大量堆积，导致高乳酸血症，进一步出现血 pH 降低，即为乳酸性酸中毒。糖尿病合并乳酸性酸中毒的发生率较低，但死亡率很高。大多发生在伴有肝、肾功能不全或慢性心肺功能不全等缺氧性疾病患者，尤其见于服用苯乙双胍者。患者疲乏无力，厌食、恶心或呕吐，呼吸深大，嗜睡等。大多数有服用双胍类药物史。

2. 糖尿病的慢性并发症

（1）糖尿病肾病：是导致肾衰竭的常见原因。早期糖尿病肾病的特征是尿中白蛋白排泄轻度增加（微量白蛋白尿），逐步进展至大量白蛋白尿和血清肌酐水平上升，最终发生肾衰竭，需要透析或肾移植。

（2）糖尿病视网膜病变和失明：糖尿病视网膜病变的主要危险因素包括糖尿病病程、血糖控制不良、高血压及血脂紊乱，其他危险因素还包括妊娠和糖尿病肾病等。2 型糖尿病患者也是发生其他眼部疾病的高危人群，这些眼病包括白内障、青光眼、视网膜血管阻塞及缺血性视神经病变等。

（3）糖尿病神经病变

1）糖尿病周围神经病变：①远端对称性多发性神经病变，是糖尿病周围神经病变最常见的类型；②局灶性单神经病变，或称为单神经病变，可累及单脑神经或脊神经；③非对称性的多发局灶性神经病变，同时累及多个单神经的神经病变称为多灶性单神经病变（或非对称性多神经病变);④多发神经根病变,最常见为腰段多发神经根病变,主要为 $L_2 \sim L_4$ 等高腰段的神经根病变引起的一系列症状。

2) 糖尿病自主神经病变:是糖尿病常见的并发症,其可累及心血管、消化、呼吸、泌尿生殖等系统。

(4) 糖尿病下肢血管病变:下肢血管病变主要是指下肢动脉病变,它是外周动脉疾病的一个组成成分,表现为下肢动脉的狭窄或闭塞。下肢动脉病变对机体的危害除了导致下肢缺血性溃疡和截肢外,更重要的是这些患者心血管事件风险明显增加和死亡率的上升。

(5) 糖尿病足:是糖尿病最严重的和治疗费用最高的慢性并发症之一,严重者可以导致截肢。糖尿病患者下肢截肢的相对危险性是非糖尿病患者的 40 倍。大约 85% 的截肢是由于足溃疡引发的,15% 左右的糖尿病患者会在其一生中发生足溃疡。预防和治疗足溃疡可以明显降低截肢率。糖尿病足的基本发病因素是神经病变、血管病变和感染。这些因素共同作用可导致组织的溃疡和坏疽。

四、糖尿病流行病学及糖尿病防治中的三级预防

近 30 年来,我国糖尿病患病率显著增加。1980 年全国 14 省市 30 万人的流行病学资料显示,糖尿病的患病率为 0. 67%。1994~1995 年进行了全国 19 省市 21 万人的糖尿病流行病学调查,25~64 岁年龄段的糖尿病患病率为 2. 5%(人口标化率为 2. 2%),糖耐量减低(IGT)为 3. 2%(人口标化率为 2. 1%)。2007~2008 年,在中华医学会糖尿病学分会(CDS)组织下,全国 14 个省市进行了糖尿病的流行病学调查。通过加权分析,考虑性别、年龄、城乡分布和地区差别的因素后,估计我国 20 岁以上的成年人糖尿病患病率为 9. 7%,中国成人糖尿病总数达 9240 万,其中农村约 4310 万,城市约 4930 万。我国可能已成为世界上糖尿病患病人数最多的国家。在我国,经济发达程度与糖尿病患病率有关,高收入组的糖尿病患病率是低收入组的 2~3 倍。男性、低教育水平是糖尿病的易患因素。糖尿病患者餐后高血糖比例高,在新诊断的糖尿病患者中,单纯餐后血糖升高者占近 50%。从临床工作中发现,近年来 20 岁以下的人群中 2 型糖尿病患病率显著增加。糖尿病对社会和经济带来沉重负担,是严重威胁人类健康的世界性公共卫生问题。

2 型糖尿病防治中三级预防概念:2 型糖尿病的一级预防的目标是预防 2 型糖尿病的发生;二级预防的目标是在已诊断的 2 型糖尿病患者中预防糖尿病并发症的发生;三级预防的目标是减少已发生的糖尿病并发症的进展、降低致残率和死亡率,并改善患者的生存质量。

参 考 文 献

陆再英 . 2008. 内科学 . 第 7 版 . 北京:人民卫生出版社

中国老年学学会老年医学会老年内分泌代谢专业委员会和老年糖尿病诊疗措施专家共识编写组 . 2014. 老年糖尿病诊疗措施专家共识(2013 年版). 中华内科学杂志,53(3):243~251

甲状腺功能减退症

【学习目标】

熟悉甲状腺功能减退症的病因，掌握临床表现、实验室检查、诊断和治疗。

【学习要点】

1. 甲状腺功能减退症的分类、病因。
2. 甲状腺功能减退症的临床表现。
3. 甲状腺功能减退症的实验室检查。
4. 甲状腺功能减退症的诊断和鉴别诊断。
5. 甲状腺功能减退症的防治。
6. 甲状腺功能减退症的特殊问题。

第一节课

患者，女性，33岁。主因“^{131}I治疗后1年，胸闷、气短1个月”就诊。

现病史：患者4年前由于消瘦就诊于当地医院，诊断为“甲状腺功能亢进症”，给予放射性^{131}I治疗。近1年来患者开始出现活动后胸闷、气短，休息后可缓解，症状呈逐渐加重趋势，静息时也有发作，并出现双下肢及颜面部可凹性水肿，夜间不能平卧，食欲减退。曾在当地医院就诊，发现胸腔积液，具体治疗不详，口服药物后症状一度好转。近1个月上述症状加重，出现干咳、喘憋不能平卧，就诊于外院，予呋塞米40mg qd，螺内酯40mg qd治疗，水肿较前减轻，喘憋也有好转，但乏力明显，时有发冷。为进一步诊治收入院。患者起病以来怕冷，精神差，乏力，困倦喜睡，纳差，尿量变化不能描述，大便干燥，3天至1周1次，体重有增加，但不能详述，否认发热、皮疹、关节痛、盗汗等。

既往史：既往体健。15岁初潮，月经规律。已婚，未孕。

家族史：家族中无类似病患者。

查体：体温36.5℃，脉搏80次/min，呼吸18次/min，血压80/50mmHg。身高150cm，体重60kg。表情淡漠，言语欠清，回答欠切题，皮肤干燥粗糙。头发稀疏、干黄，脸圆，眉毛稀疏，眼距宽，双眼睑水肿。鼻梁低塌，唇厚，舌大，颈短，甲状腺不大，肝颈回流征阴性。胸廓呈盾状，双肺呼吸音粗，可闻及哮鸣音，左下肺可闻及湿啰音。心界左大，心率80次/min，律齐，各瓣膜区未闻及杂音和心包磨擦音。腹平软，肝脾肋下未及，移动性浊音阴性，双下肢胫前轻度可凹性水肿。双下肢腱反射对称存在，双侧巴宾斯基征阴性，余病理征未引出。

化验检查：

心电图：窦性心律，心率78次/min，肢导低电压。

生化指标：CRE 78μmol/l，UA 421.9μmol/L↑，TCHO 7.22mmol/L↑，TG 8.61mmol/L↑，HDL-C 0.97mmol/L↓，LDL-C 4.19mmol/L↑。

血常规：WBC 9.4×10^9/L，NE% 75.3%，LY% 5.1%，Hb 101g/L↓，PLT 234×10^9/L。

甲状腺功能：T_3 0.19 ng/ml↓，T_4 0.66μg/dl↓，FT_3 1.12pg/ml↓，FT_4 0.22ng/dl↓，TSH

141.7μIU/ml↑。

【提出问题】

1. 本例病例特点有哪些?
2. 甲状腺功能减退症的常见病因有哪些?
3. 患者诊断明确吗? 需要再进行什么检查?
4. 患者检查结果有何提示? 患者还有哪些疾病? 该病的诊断标准是什么?

【涉及要点】

1. 结合物理诊断学,复习甲状腺功能减退症的常见病因。
2. 甲状腺功能减退症的常见症状、诊断标准、临床分型及实验室检查。
3. 甲状腺功能减退症的鉴别诊断。
4. 有关甲状腺功能减退症的特殊问题。

【教师参考重点】

一、甲状腺功能减退症定义

甲状腺功能减退症(hypothyroidism,简称甲减)是由于甲状腺激素合成和分泌减少或组织利用不足导致的全身代谢减低综合征。临床甲减的患病率为1%左右,女性较男性多见,随年龄增加患病率上升。

二、甲减的分类

(1) 根据病变发生的部位分类:①原发性甲减:由于甲状腺腺体本身病变引起的甲减,此类甲减占全部甲减的95%以上。原发性甲减的病因中自身免疫、甲状腺手术和甲状腺功能亢进症(甲亢)^{131}I 治疗三大原因占90%以上。②中枢性甲减或继发性甲减:由于下丘脑和垂体病变引起的促甲状腺激素释放激素(TRH)或者促甲状腺素(TSH)产生和分泌减少所致的甲减,其中由下丘脑病变引起 TRH 缺乏的甲减称为三发性甲减。垂体外照射、垂体大腺瘤、颅咽管瘤及产后大出血是中枢性甲减的较常见原因。③甲状腺激素抵抗综合征:由于甲状腺激素在外周组织实现生物效应障碍引起的甲减。

(2) 根据病变的原因分类:如药物性甲减;手术后或^{131}I 治疗后甲减;特发性甲减;垂体或下丘脑肿瘤手术后甲减等。

(3) 根据甲状腺功能减低的程度分类:临床甲减和亚临床甲减。

三、甲减的诊断

(1) 病史:详细地询问病史有助于本病的诊断。如甲状腺手术、甲亢^{131}I 治疗;Graves 病、桥本甲状腺炎病史和家族史等。

(2) 临床表现:本病发病隐匿,病程较长,不少患者缺乏特异症状和体征。症状主要表现以代谢率减低和交感神经兴奋性下降为主,病情轻的早期患者可以没有特异症状。典型患者畏寒、乏力、手足肿胀感、嗜睡、记忆力减退、少汗、关节疼痛、体重增加、便秘、女性月经紊乱或者月经过多、不孕。

(3) 体格检查:典型患者可有表情呆滞、反应迟钝、声音嘶哑、听力障碍,面色苍白、颜面和(或)眼睑水肿、唇厚舌大、常有齿痕,皮肤干燥、粗糙、脱皮屑、皮肤温度低、水肿、手脚掌皮肤可呈姜黄色，毛发稀疏干燥，跟腱反射时间延长，脉率缓慢。少数病例出现胫前黏液性水肿。本病累及心脏可以出现心包积液和心力衰竭。重症患者可以发生黏液性水肿昏迷。

(4) 实验室诊断：血清 TSH 和总 T_4(TT_4)、游离 T_4(FT_4)是诊断甲减的第一线指标。原发性甲减血清 TSH 增高，TT_4和 FT_4均降低。TSH 增高，TT_4和 FT_4降低的水平与病情程度相关。血清总 T_3(TT_3)、游离 T_3(FT_3)早期正常，晚期减低。因为 T_3主要来源于外周组织 T_4的转换，所以不作为诊断原发性甲减的必备指标。亚临床甲减仅有 TSH 增高，TT_4和 FT_4正常。

甲状腺过氧化物酶抗体(TPO-Ab)、甲状腺球蛋白抗体(TG-Ab)是确定原发性甲减病因的重要指标和诊断自身免疫甲状腺炎(包括桥本甲状腺炎、萎缩性甲状腺炎)的主要指标。一般认为 TPO-Ab 的意义较为肯定。日本学者经甲状腺细针穿刺细胞学检查证实，TPO-Ab 阳性者的甲状腺均有淋巴细胞浸润。如果 TPO-Ab 阳性伴血清 TSH 水平增高，说明甲状腺细胞已经发生损伤。我国学者经过对甲状腺抗体阳性、甲状腺功能正常的个体随访 5 年发现，当初访时 TPO-Ab>50IU/ml 和 TG-Ab>40IU/ml 者，临床甲减和亚临床甲减的发生率显著增加。

(5) 其他检查：轻、中度贫血，血清总胆固醇、心肌酶谱可以升高，部分病例血清催乳素升高、蝶鞍增大，需要与垂体催乳素瘤鉴别。

第二节课

简单复习上节课内容，根据患者目前病情，加用药物：左甲状腺素钠片 50μg qd 治疗。

【提出问题】

1. 患者治疗合理吗？治疗目标是什么？
2. 患者激素替代药物使用是否合理？
3. 甲状腺功能减退症可以预防吗？如何做？
4. 患者病情控制不好，可能会出现哪些并发症，如何评估及监测？

【涉及要点】

1. 甲状腺功能减退症的规范化治疗。
2. 甲状腺功能减退症的服药方法和治疗目标。
3. 甲状腺功能减退症的预防。
4. 甲状腺功能减退症的特殊问题。

【教师参考重点】

一、甲状腺功能减退症的治疗目标

临床甲减症状和体征消失，TSH、TT_4、FT_4值维持在正常范围。左甲状腺素(L-T_4)是本病的主要替代治疗药物。一般需要终身替代；也有桥本甲状腺炎所致甲减自发缓解的报道。近年来一些学者提出应当将血清 TSH 的上限控制在<3.0mIU/L。继发于下丘脑和垂体的甲减，不能把 TSII 作为治疗指标，而是把血清 TT_4，FT_4达到正常范围作为治疗的目标。

二、甲减的药物治疗

(1) 左甲状腺素钠治疗剂量：治疗的剂量取决于患者的病情、年龄、体重和个体差异。

成年患者 L-T_4替代剂量为 50～200μg/d，存在个体差异。成年患者 L-T_4替代剂量为 50～200μg/d，平均 125μg/d。按体重计算的剂量是 1.6～1.8μg/(kg·d)；儿童需要较高的剂量，大约 2.0μg/(kg·d)；老年患者则需要较低的剂量，大约 1.0μg/(kg·d)；妊娠时的替代剂量需要增加 30%～50%；甲状腺癌术后的患者需要剂量约 2.20μg/(kg·d)，以抑制 TSH 在防止肿瘤复发需要的水平。T_4的半衰期为 7 天，所以可以每天早晨服药 1 次。甲状腺片是动物甲状腺的干制剂，因其甲状腺激素含量不稳定和 T_3含量过高已很少使用。

(2) 服药方法：起始的剂量和达到完全替代剂量所需时间要根据年龄、体重和心脏状态确定。小于 50 岁、既往无心脏病史患者可以尽快达到完全替代剂量；50 岁以上患者服用 L-T_4前要常规检查心脏状态，一般从 25～50μg/d 开始，每天 1 次口服，每 1～2 周增加 25μg，直至达到治疗目标。患缺血性心脏病者起始剂量宜小，调整剂量宜慢，防止诱发和加重心脏病。理想的 L-T_4服药方法是在饭前服用，与其他药物的服用间隔应当在 4h 以上，因为有些药物和食物会影响 T_4 的吸收和代谢，如肠道吸收不良及氢氧化铝、碳酸钙、考来烯胺、硫糖铝、硫酸亚铁、食物纤维添加剂等均可影响小肠对 L-T_4的吸收；苯巴比妥、苯妥英钠、卡马西平、利福平、异烟肼、洛伐他汀、胺碘酮、舍曲林、氯喹等药物可以加速 L-T_4的清除。甲减患者同时服用这些药物时，需要增加 L-T_4用量。

三、甲减治疗的监测指标

补充甲状腺激素，重新建立下丘脑-垂体-甲状腺轴的平衡一般需要 4～6 周的时间，所以治疗初期，每间隔 4～6 周测定激素指标。然后根据检查结果调整 L-T_4剂量，直至达治疗目标。治疗达标后，需要每 6～12 个月复查 1 次激素指标。

四、甲状腺功能减退症的预防

碘摄入量与甲减的发生和发展显著相关。我国学者发现碘超足量[尿碘中位数(MUI) 200～299μg/L]和碘过量(MUI≥300μg/L)可以导致自身免疫性甲状腺炎和亚临床甲减患病率和发病率显著增加，促进甲状腺自身抗体阳性人群发生甲减；碘缺乏地区补碘至碘超足量可以促进亚临床甲减发展为临床甲减。所以，维持碘摄入量在尿碘 100～199μg/L 安全范围是防治甲减的基础措施。特别是对于具有遗传背景、甲状腺自身抗体阳性和亚临床甲减等易感人群尤其重要。

五、黏液性水肿昏迷

黏液性水肿昏迷是一种罕见的危及生命的重症，多见于老年患者，通常由并发疾病所诱发。临床表现为嗜睡、精神异常、木僵甚至昏迷、皮肤苍白、低体温、心动过缓、呼吸衰竭和心力衰竭等。本病预后差，病死率达到 20%。

治疗：①去除或治疗诱因。感染诱因占 35%。②补充甲状腺激素。L-T_4 300～400μg 立即静脉注射，继之 L-T_4 50～100μg/d，静脉注射，直至患者可以口服后换用片剂。如果没有 L-T_4注射剂，可将 L-T_4片剂磨碎后由胃管鼻饲。如果症状无改善，改用 T_3静脉注射，10μg，每 4 小时 1 次；或者 25μg，每 8 小时 1 次。黏液性水肿昏迷时 T_4向 T_3转换受到严重抑制，口服制剂肠道吸收差，补充甲状腺激素过急、过快可以诱发和加重心力衰竭。③保温。避免使用电热毯，因其可以导致血管扩张，血容量不足。④补充糖皮质激素。静脉滴注氢化可的松 200～400mg/d。⑤对症治疗。伴发呼吸衰竭、低血压和贫血采取相应的抢救治疗措施。⑥其他支持疗法。

六、亚临床甲减

文献报道各国普通人群中亚临床甲减的患病率为4%~10%，美国为4%~8.5%，我国为0.91%~6.05%。患病率随年龄增长而增高，女性多见。超过60岁的妇女中患病率可以达到20%左右。本病一般不具有特异的临床症状和体征。

因为本病主要依赖实验室诊断，所以首先要排除其他原因引起的血清TSH增高：①TSH测定干扰，被检者存在抗TSH自身抗体可以引起血清TSH测定值假性增高。②低T_3综合征的恢复期，血清TSH可以增高至5~20mIU/L；机制可能是机体对应激的一种调整。③20%的中枢性甲减患者表现为轻度TSH增高（5~10mIU/L）。④肾功能不全，10.5%的终末期肾病患者有TSH增高，可能与TSH清除减慢、过量碘摄入、结合于蛋白的甲状腺激素的丢失有关。⑤糖皮质激素缺乏可以导致轻度TSH增高。⑥生理适应，暴露于寒冷9个月，血清TSH升高30%~50%。

2004年，美国甲状腺学会（ATA）、美国临床内分泌医师学会（AACE）和美国内分泌学会（TES）召开专门会议，达成以下共识：将本病划分为两种情况，第一种是TSH>10mIU/L，主张给予L-T_4替代治疗；治疗的目标和方法与临床甲减一致，替代治疗中要定期监测血清TSH浓度，因为L-T_4过量可以导致心房颤动和骨质疏松。第二种是TSH处于4~10mIU/L时，不主张给予L-T_4治疗，定期监测TSH的变化。对TSH 4~10mIU/L伴TPO-Ab阳性的患者，要密切观察TSH的变化，因为这些患者容易发展为临床甲减。

参考文献

陆再英.2008.内科学.第7版.北京：人民卫生出版社

中华医学会内分泌学分会《中国甲状腺疾病诊治指南》编写组.2007.中国甲状腺疾病诊治指南——甲状腺功能减退症.中华内科杂志，11(46)：967~971

骨质疏松症

【学习目标】

掌握骨质疏松症(osteoporosis,OP)的定义、分型、病因及危险因素、发病机制、临床表现与诊断标准及其治疗和预防。

【学习要点】

1. 骨质疏松症的定义和分型。
2. 骨质疏松症病因和危险因素。
3. 骨质疏松症的发病机制。
4. 骨质疏松症的临床表现和诊断标准。
5. 骨质疏松症的防治。

第一节课

患者,女性,82岁,主因“间断腰背痛7年,加重3个月”就诊。

现病史:患者7年前开始出现腰背部疼痛,活动及劳累时加重。5年前跌倒后,腰背部疼痛加重,在外院行胸、腰椎X线检查,提示:第12胸椎新发压缩性骨折,行胸椎可膨胀性融合术。术后间断服用碳酸钙、骨化醇、阿仑膦酸钠,鲑鱼降钙素肌内注射等治疗。2年前曾使用唑来膦酸输注治疗。但患者仍时有腰背痛发作,2个月前再次加重,又予唑来膦酸输注一次,腰背痛缓解不明显。患者5年来身高变矮4cm。

既往史:腔隙性脑梗死病史8年。慢性胆囊炎病史2年。

查体:体温36.7℃,脉搏82次/min,呼吸16次/min,血压120/80mmHg。身高162cm,体重65kg,BMI 24.76kg/m^2。心肺腹查体未见异常,脊柱外形正常,胸、腰段脊椎有压痛。四肢肌力、肌张力正常,腱反射正常,病理征未引出。双下肢无水肿。

辅助检查:

血尿常规及肝肾功能均正常。血Ca 2.15mmol/L↓,血P 1.18mmol/L。ALP 48U/L↓,BAP 5.36μg/ml↓,BGP 4.459ng/ml↓,TRAP 2.287 U/L↓,25(OH)D 29.7nmol/L↓。

骨密度(DXA):第1~4腰椎0.445g/cm^2,T-score-5.1,股骨颈0.429g/cm^2,T-score-3.5,全髋0.315g/cm^2,T-score -4.7。胸、腰椎X线示第12胸椎和第1腰椎呈楔形变、压缩性骨折;印象:第12胸椎术后改变,胸、腰椎骨质疏松;胸、腰椎退行性病变。

【提出问题】

1. 患者腰背痛的原因是什么?
2. 患者最可能的诊断是什么?
3. 患者现有的检查结果有何提示?还需进一步做哪些检查?
4. 该病如何确诊?

【涉及要点】

1. 骨质疏松症的定义、分型、病因及危险因素。
2. 骨质疏松症的发病机制。
3. 骨质疏松症的临床表现及诊断标准。

【教师参考重点】

一、腰背痛的病因

（1）急、慢性损伤：急性损伤，如脊柱骨折，韧带、肌肉、关节囊的撕裂，急性椎间盘突出等；慢性损伤，如韧带炎，肌肉劳损，脊柱骨关节的增生和退变，脊柱滑脱等。

（2）炎性病变：分为细菌性炎症和非细菌性炎症两种。细菌性炎症可分为化脓性和特异性感染，如脊柱结核。化脓性感染多见于椎间隙感染，硬膜外脓肿，椎体骨髓炎。非细菌性炎症，如风湿性肌纤维织炎，类风湿关节炎，第 3 腰椎横突综合征，强直性脊柱炎，骶髂关节致密性骨炎。

（3）脊柱的退行性改变：椎间盘退变，小关节退变性骨关节炎，继发性椎管狭窄症，老年性骨质疏松症，假性滑脱及脊柱不稳定等。

（4）骨的发育异常，包括：脊柱侧凸畸形，半椎体，狭部不连性腰椎滑脱，驼背，骶椎腰化或腰椎骶化，脊柱裂及钩状棘突，水平骶骨，下肢不等长，扁平足。

（5）姿势不良：长期伏案工作或弯腰工作，妊娠，肥胖所致的大腹便便。

（6）肿瘤：骨与软组织肿瘤，骨髓或神经肿瘤等。

（7）内脏疾病引起的牵涉性痛：妇科盆腔疾病、前列腺疾病等可引起下腰痛，肾脏疾病如结石、肾下垂、肾盂肾炎及腹膜后疾病如脓肿、血肿等可引起腰背痛，肝脏和心脏疾病可引起背部疼痛。

（8）精神因素：随着社会进展及生活节奏的加快，此类疾病逐渐增多，如慢性疲劳综合征、神经衰弱、抑郁症。

二、骨质疏松症的定义、分型、病因及危险因素

1. 定义

骨质疏松症是一种以骨量减少，骨微结构损坏，导致骨脆性增加，易发生骨折的一种全身性骨代谢障碍的疾病。2001 年美国国立卫生研究院（NIH）提出骨质疏松症是以骨强度下降、骨折风险性增加为特征的骨骼系统疾病，骨强度反映骨骼的两个主要方面：骨矿密度和骨质量。

2. 分型

（1）原发性骨质疏松症：是随着年龄的增长必然发生的一种生理性退行性病变。其分为 2 型，Ⅰ型为绝经后骨质疏松，见于绝经不久的妇女；Ⅱ型为老年性骨质疏松，多在 65～70 岁后发生。

（2）继发性骨质疏松症：是指由任何影响骨代谢的疾病或药物导致的骨质疏松症，如糖尿病、甲状腺功能亢进或减退、甲状旁腺功能亢进、骨髓瘤、白血病、恶性肿瘤、贫血、服用糖皮质激素。

（3）特发性骨质疏松症：多见于 8～14 岁的青少年或成人，多半有遗传家族史，女性多

于男性。

3. 病因及危险因素

（1）骨吸收因素

1）性激素缺乏：雌激素缺乏可使破骨细胞功能增强，骨丢失加速。

2）活性维生素 D 缺乏和 PTH 增高。

3）细胞因子表达紊乱：骨组织的 IL-1、IL-6 和 TNF 增高，护骨素减少，可导致破骨细胞活性增强和骨吸收。

（2）骨形成因素

1）峰值骨量降低：约在 30 岁左右达到峰值骨量，主要由遗传决定。

2）骨重建功能衰退：成骨细胞的功能与活性缺陷可导致骨形成不足和骨丢失。

（3）骨质量下降：骨质量主要与遗传因素有关，包括骨的几何形态、矿化程度、微损伤累积、骨矿物质与生物学特性等。骨质量下降可导致骨脆性和骨折风险增高。

（4）不良的生活方式和生活环境：高龄、吸烟、制动、体力活动减少、酗酒、跌倒、长期卧床、长期服用糖皮质激素、光照减少、钙和维生素 D 摄入不足。蛋白质摄入不足、营养不良和肌肉功能减退是老年性骨质疏松的重要原因。

4. 骨质疏松症的流行病学

全国老龄委办公室公布数据显示，2011 年年底，中国 60 岁及以上老年人口已达 1.85 亿人，占总人口的 13.7%。2013 年年底，中国老年人口总数已超过 2 亿；到 2025 年，老年人口总数将超过 3 亿；到 2033 年将超过 4 亿，平均每年增加 1000 万老年人口。中国是世界上唯一老年人过亿的国家，也呈现出老年人口规模大、老龄化速度快、峰值高、老龄化程度不均衡的特点。中国是在经济不发达的条件下进入人口老龄化的。骨质疏松发生率为 60%，并发骨折者高达 12%。我国 6000 万～8000 万人患有骨质疏松症（全球 2 亿患者），随着年龄增加患病率明显增高。欧洲骨质疏松协会报告：全世界 50 岁以上人群有 1/8 发生椎体骨折；每 30s 全世界有一例骨质疏松性骨折发生。骨质疏松及骨质疏松性骨折的治疗和护理，需要投入巨大的人力、物力，费用高昂，造成沉重的家庭、社会和经济负担。

三、骨质疏松症的发病机制

正常成熟骨的代谢主要是以骨重建的形式进行的。骨重建是指去除局部的旧骨代之以新骨的过程。骨重建包括两个过程：①破骨细胞介导的骨吸收；②成骨细胞介导的骨形成。人的一生中始终有骨重建的活动在进行。当骨吸收增加和（或）骨形成减少，就会导致骨丢失和骨质量下降，发生骨质疏松，骨的脆性增加，易发生骨折。

四、骨质疏松症的临床表现

疼痛、脊柱变形和发生脆性骨折是骨质疏松症最典型的临床表现。但许多骨质疏松患者早期常无明显的症状，往往在骨折发生后经 X 线或骨密度检测后才发现骨质疏松症。

（1）疼痛：是骨质疏松症最常见的症状，以腰背痛多见，疼痛沿脊柱向两侧扩散，仰卧或坐位时疼痛减轻，直立时后伸或久立、久坐时疼痛加剧，日间疼痛轻，夜间和清晨醒来时加重，弯腰、肌肉运动、咳嗽、大便用力时加重。也可表现为周身骨骼疼痛，严重时翻身、起坐及行走有困难。

（2）身长缩短及驼背：椎体结构 95% 由骨松质组成。骨质疏松时，椎体内部骨小梁变细、断裂、数量减少，其结构和强度明显减弱，椎体边缘骨皮质也变薄，受体重的影响逐渐变形，或在负重、受到轻微的外力作用时导致椎体楔形改变，甚至缩短，以 T_{10}～L_3 变化为明显，胸腰段脊柱的前屈后弓造成驼背，每个椎体高度都有不同程度的减少，再加上驼背畸形，从而导致身长缩短，可达 10cm 左右。胸、腰椎压缩性骨折，脊椎后弯，胸廓畸形，可影响心肺功能，患者往往可出现胸闷、气短、呼吸困难等症状。

（3）骨折：是骨质疏松症最常见和最严重的并发症，它不仅增加患者的痛苦，加重经济负担，并严重限制患者活动，甚至缩短寿命。脆性骨折是指低能量或非暴力骨折，如从站高或小于站高跌倒或因其他日常活动而发生的骨折。常见部位：胸、腰椎，髋部，桡、尺骨远端和肱骨近端。其中，髋部骨折危害最大，病死率可达 10%～20%，50% 会致残。

五、骨质疏松症的诊断标准

1. 骨代谢生化标志物的测定

在众多的研究手段中，骨代谢生化标志物的检测以其简便、快速、无创伤性的特点，在流行病学调查、长期跟踪监测及预防性诊断方面独具优势。

（1）反映骨形成的生化标志物：血清骨钙素（BGP）、血清 I 型前胶原 N-端和 C-端前肽（PINP、PICP）、血清总碱性磷酸酶和骨碱性磷酸酶（ALP、BAP）。

（2）反映骨吸收的生化标志物：尿钙、羟脯氨酸（尿 Ca、尿 HOP）、尿胶原吡啶交联（NTX、CTX）、抗酒石酸酸性磷酸酶（TRAP）。

2. 骨量的测定

骨矿含量（BMC）和骨密度（BMD）测量是判断低骨量、确定骨质疏松的重要手段，是评价骨丢失率和疗效的重要客观指标。骨 X 线片可以观测骨折部位及骨形态改变，最简单经济，但不敏感，当骨量减少达到 30% 时方有表现，对于早期诊断和监测治疗后骨量增加情况意义不大。20 世纪 60 年代以后发明了高精度的单光子吸收法骨密度测量仪（SPA）和单能 X 线吸收法骨密度测量仪（SXA）；20 世纪 70 年代以后又发展了双光子吸收法骨密度测量仪（DPA）；20 世纪 80 年代进一步改进后的双能 X 线骨密度仪（DEXA）、超声骨密度测量仪（QUS）和定量 CT（QCT）等高精度的先进骨密度仪先后应用于临床；定量磁共振（OMR）目前正处于研究和探索阶段。

其中，DEXA 是目前最广泛开展应用的方法，被视为“金标准”，测得的是面积骨密度（g/cm^2），精确性较高。测量部位髋关节、腰椎，通过 BMD 的 *T* 值和 *Z* 值还可以评估骨折的危险性。虽然目前 DEXA 法最常用于临床，重复性好，但仍有误差，腰椎前后位测量时，往往包括了椎体附件及增生的小关节或钙化的韧带，使测量的结果高于实际椎体骨量。如用侧位法可以减少上述误差。

3. 骨质疏松症的诊断标准

参照 WHO 推荐的诊断标准，基于 DXA 测定，与同性别、同种族正常成人的骨量峰值均数相比。骨密度通常用 T-Score（*T* 值）表示，*T* 值 =（测定值-骨峰值）/正常成人骨密度标准差：

T 值	诊断
>-1SD	正常骨量
-2.5SD～-1SD	骨量减少
<-2.5SD	骨质疏松症
<-2.5SD，伴有一处或多处骨折	严重骨质疏松症

第二节课

简单复习上节课的内容，患者反应骨形成的指标（碱性磷酸酶、骨碱性磷酸酶、骨钙素）

明显低于正常,25 羟维生素 D 也降低,骨密度明显降低,伴有椎体压缩性骨折,故诊断为严重骨质疏松症。之前间断服用碳酸钙、骨化醇、阿仑膦酸钠,并予鲑鱼降钙素肌内注射、唑来膦酸输注两次治疗。目前仍有较为明显的腰痛。给予药物治疗方案:碳酸钙 200mg tid、1α 维生素 D_3 0. 5μg qd、鲑鱼降钙素 200IU/日 鼻喷。

【提出问题】

1. 骨质疏松症的防治目的是什么?
2. 骨质疏松症的预防措施有哪些?
3. 骨质疏松症的治疗药物包括哪几类?作用机制是什么?
4. 治疗骨质疏松症的药物的特点和副作用?

【涉及要点】

1. 骨质疏松症的防治目的。
2. 骨质疏松症的预防措施。
3. 骨质疏松症的药物治疗,包括药物种类、作用机制、特点和副作用。
4. 骨质疏松症药物治疗的选择。

【教师参考重点】

一、骨质疏松症的预防

一旦发生骨折,生活质量下降,出现各种并发症,可致残或致死,因此骨质疏松症的预防比治疗更重要,从任何时候都不算早,从任何时候都不算迟。

1. 预防的两个环节

(1) 儿童时期足量钙的摄入,获得理想的骨峰值。

(2) 避免各种影响因素,减少骨量丢失,延缓骨质疏松的发生。

2. 骨质疏松症的预防措施

(1) 坚持运动:适度的负重运动能增加骨量,改善骨的质量,如果运动量减少,骨质则迅速流失,长期卧床的老人尽管补充了足够的钙及维生素 D,但骨质疏松症照样发展。宇航员的饮食中并不缺钙,但他们在失重状态下大量丢失钙而造成的骨密度下降,则需在返回地球后很长时间才能逐渐恢复。

(2) 良好的生活习惯:饮食清淡,因为钠会促进钙从尿排出;不吸烟(烟会促进骨的破坏,抑制骨的形成);不过量饮酒(乙醇可能影响成骨细胞的作用);不饮用大量咖啡或茶(咖啡因会促进骨的破坏);增加户外活动和晒太阳;避免防止跌倒的各种措施;加强自身和环境的保护措施。

(3) 合理的膳食营养

1) 富含钙的食品

乳类与乳制品:牛奶、奶粉、乳酪、酸奶、炼乳。

豆类与豆制品:黄豆、毛豆、扁豆、蚕豆、豆腐、豆腐干、豆腐皮。

海产品:鲫鱼、鲤鱼、鲢鱼、泥鳅、虾、虾米、虾皮、螃蟹、海带、紫菜、海参。

肉类与禽蛋:羊肉、鸡肉、鸡蛋、鸭蛋、鹌鹑蛋、松花蛋、猪肉松。

蔬菜类:芹菜、油菜、胡萝卜、萝卜缨、芝麻、香菜、雪里红、黑木耳、蘑菇。

水果与干果类：柠檬、枇杷、苹果、黑枣、杏脯、桃脯、杏仁、山楂、葡萄干、胡桃、西瓜子、南瓜子、花生、莲子。

2）小常识：食物保鲜储存可减少钙耗损；牛奶加热不要搅拌；炒菜要多加水、时间宜短；切菜不能太碎，菠菜、茭白、韭菜都含草酸较多，应先用热水炒一下，以去掉草酸，以免与含钙食品结合成难溶的草酸钙；高粱、荞麦、燕麦、玉米等杂粮较米、面含钙多，应适当吃些杂粮；烹调鱼或排骨放些醋，用小火长久焐焖，使鱼骨、排骨中的钙充分溶出，钙与蛋白质在一起也最容易被吸收；豆腐和鱼一起炖，鱼肉中含有的维生素 D 促进豆腐中的钙吸收；西红柿与鸡蛋同炒，西红柿中的维生素 C 促进鸡蛋中的钙吸收；雪里红与黄豆同食，可使钙的吸收和利用率大为提高。

二、骨质疏松症的治疗

1. 钙剂和维生素 D——基本治疗

钙和维生素 D 对整个一生的骨骼健康非常重要，补充钙和维生素 D 是骨质疏松防治策略的基本药物。

（1）钙剂：中国营养学会制定成人每日钙摄入推荐量：800mg，绝经后妇女和老年人 1000mg，是获得理想骨峰值、维护骨骼健康的适宜剂量。

1）含钙高的食物：牛奶、奶酪、豆制品、虾皮、紫菜、海带。

2）钙剂的种类

A. 无机钙：碳酸钙、氯化钙、氧化钙、氢氧化钙。

B. 有机酸钙：葡萄糖酸钙、乳酸钙、枸橼酸钙。

C. 有机钙：巨能钙、钙金、金乳钙、氨基酸钙（乐力）。

3）钙剂的吸收：无机钙和有机酸钙吸收率为 4%～30%，刺激肠胃，易引起腹泻、便秘、腹胀等不良反应；有机钙吸收率大于 90%，不消耗胃酸，对肠胃无刺激，胃肠道内溶解度高，无毒副作用。

高钙血症时应避免使用钙剂，此外，应注意避免超大剂量补钙潜在增加肾结石和心血管疾病的风险。

（2）维生素 D：是活性维生素 D_3 前体，经肝 25-羟化酶和肾 la-羟化酶作用而激活，通过不同的靶组织受体而发挥不同的生理作用。

成人推荐剂量为每日 200IU（5μg），老年人为 400～800IU。

作用：促进小肠钙吸收，促进骨矿化和作用于成骨细胞，增加骨量；增加神经肌肉协调性和肌力——抗跌倒。

当老年人肝肾功能不良时需要补充活性维生素 D。

建议有条件的医院酌情检测 25（OH）D 水平，国际骨质疏松基金会建议老年人血清 25（OH）D 水平≥30ng/ml（75nmol/L）以降低跌倒和骨折风险。

2. 抑制骨吸收的药物

抑制骨吸收的药物包括激素替代疗法、选择性雌激素受体调节剂、双膦酸盐和降钙素四类骨吸收抑制剂。

（1）雌激素类：抑制骨转换，阻止骨丢失，降低骨质疏松性椎体、非椎体骨折的发生风险，是防治绝经后骨质疏松症的有效措施。

常用的激素替代治疗药物主要有：替勃龙（7-甲基异炔诺酮、利维爱），0.625～1.25mg/d，其代谢产物兼有雌、孕、雄三种激素的活性。

不良作用有：月经出血、乳房触痛、乳腺癌和子宫内膜癌危险性可能增加、偏头痛、深静脉血栓和肺栓塞的危险性增加等。有乳腺癌、子宫内膜癌家族史和近期血栓栓塞性疾病史者，合并严重肝脏疾病、红斑狼疮应禁用；有心绞痛、未控制的血压和充血性心功能不全者慎用。

（2）选择性雌激素受体调节剂（SERMS）：是一类人工合成的非激素制剂，与雌激素受体有高度亲和力，选择性地作用于雌激素的靶器官，与不同形式的雌激素受体结合后，发生不同的生物效应：类雌激素或抗雌激素的作用，即对某些组织起雌激素激动剂作用，对某些组织或器官起拮抗剂样作用。既保留了雌激素对机体某些组织的有益作用，又避免了使用中可能对某些器官和组织产生副反应。

在乳腺、子宫组织中起雌激素拮抗剂的作用，降低乳腺癌和子宫内膜癌的危险性；对骨骼具有组织特异性雌激素样作用，可降低骨吸收速度，升高 BMD，降低骨折的发生率，对骨组织有良好的作用；同时可降低低密度脂蛋白-胆固醇，升高高密度脂蛋白-胆固醇（对心血管具保护作用）。

SERMS 会造成机体高凝状态，增加深静脉血栓形成的发生率；SERMS 不缓解停经症状。

常用药物：雷诺昔芬（Raloxifene）60mg/d（是目前的代表药物）。

（3）降钙素（calcitonin）：是一种钙调节激素，能抑制骨吸收，有效增加 BMD；有效改善骨质量；能预防脊椎骨折。降钙素的另一突出特点是快速有效缓解骨痛，对骨质疏松性骨折或骨骼变形所致的慢性疼痛及骨肿瘤等疾病引起的骨痛均有效。

缓解骨痛机制：通过抑制骨溶解及改善骨结构可以长期缓解疼痛，具有快速、强效的中枢神经性镇痛作用：①提高内源性镇痛物质——β-内啡肽的水平；②调节神经细胞内钙离子浓度和抑制前列腺素合成。

目前应用于临床的降钙素类制剂有两种：鳗鱼降钙素和鲑鱼降钙素。剂型分针剂和鼻喷剂。针剂对操作要求严格，多限于院内使用；鼻喷剂操作简单，作用效果与针剂相同，患者可自行操作。

降钙素的不良反应主要有面部潮红、恶心、呕吐等。

（4）双膦酸盐类：双膦酸盐与骨骼羟磷灰石有高亲和力的结合，特异性结合到骨转换活跃的骨表面上，抑制破骨细胞的功能，从而抑制骨吸收，提高骨矿密度，预防椎体、非椎体骨折。

阿仑膦酸钠（福善美）70mg，每周一次。口服生物利用度较低，应空腹单独用药。不良反应主要有胃肠道局部刺激作用，故空腹服药后，饮水 200～300ml，服药后 30min 内不要平卧，应保持直立体位（站立或坐位）。并至少半小时内不进食牛奶、果汁等饮料及任何食品和药品。

唑来膦酸（密固达），静脉注射剂，5mg/次，每年一次。可引起一过性发热、骨痛和肌痛等类流感样不良反应，多在用药 3 天后明显缓解。

3. 刺激骨形成的药物

（1）甲状旁腺素（PTH）：是当前促进骨形成药物的代表。小剂量 rhPTH（1-34）有促进骨形成的作用。作用：增加骨胶原含量，升高骨密度，改善骨微结构，改变骨强度；显著降低椎体和非椎体骨折风险，适于骨折高发风险的绝经后妇女骨质疏松症的治疗。

特立帕肽（复泰奥）：注射制剂，20μg/d，皮下注射。用药期间监测血钙水平，防止高钙血症,治疗时间不宜超过 2 年。

(2) 氟制剂:氟化物直接作用于成骨细胞,促进新骨形成,增加脊椎骨的骨矿密度,但有使骨脆性增加的危险。2011 年指南未做推荐。

4. 同时作用于破骨细胞和成骨细胞的药物

锶盐:锶是人体必需的微量元素之一,参与人体许多生理功能和生化效应。人工合成的锶盐雷奈酸锶是新一代抗骨质疏松药物,可同时作用于破骨细胞和成骨细胞,具有抑制骨吸收和促进骨形成的双重作用。显著提高骨密度,改善骨微结构,降低椎体和非椎体骨折的发生风险。

三、治疗的选择

骨质疏松症的预防和治疗首先建议改变生活方式。生活方式改变包括:鼓励锻炼如步行,预防跌倒;通过饮食或药物补充增加钙摄入,同时给予维生素 D,睡前服用钙剂对骨吸收作用较大,尤其对长期卧床或居家不外出的患者;避免过量饮酒并应戒烟。

对骨折高危人群应给予药物治疗,包括轻微或无暴力的骨折和明显低 BMD,尤其还存在骨质疏松的其他危险因素时。激素替代治疗对绝经期妇女伴骨质疏松可作为首选,治疗应至少持续 5 年或更长,因其有益的作用可能在治疗停止后不再维持。双磷酸盐是另一有效的选择,尤其在治疗对象顾虑雌激素治疗的副作用时;降钙素也是骨质疏松患者可选择的治疗,骨折的急性期及骨质疏松疼痛明显时给予降钙素尚有较好的止痛作用。

关于骨质疏松的联合治疗:联合治疗前,应评价潜在的不良反应和治疗获益,此外,还应充分考虑药物经济学的影响。钙剂和维生素 D 作为骨质疏松的基础治疗药物,可以与骨吸收抑制剂或骨形成促进剂联合使用。不建议同时应用骨吸收抑制剂或骨形成促进剂相同作用机制的药物。尚无明确的证据指出各种抗骨质疏松药物序贯应用的禁忌。可根据个体情况酌情选择,有研究表明序贯应用骨形成促进剂和骨吸收抑制剂,能较好维持疗效。

四、骨质疏松症防治的目的

减少骨折、缓解疼痛、提高生活质量。

参考文献

陆再英 . 2008. 内科学 . 第 7 版 . 北京:人民卫生出版社

中华医学会骨质疏松和骨矿盐疾病分会 . 2011. 原发性骨质疏松症诊治指南(2011 年). 中华骨质疏松和骨矿盐疾病杂志,4(1):2~17

附录　常用实验室检查英文简称及正常值

中文名字	简称	正常值	单位
白细胞	WBC	4~10	$\times 10^9$/L
中性粒细胞百分比	NE%	40~70	%
淋巴细胞百分比	LY%	20~40	%
单核细胞百分比	MO%	0~13	%
嗜酸粒细胞百分比	EO%	0~5	%
嗜碱粒细胞百分比	RA%	0~2	%
红细胞	RBC	3.5~5.5	$\times 10^{12}$/L
平均红细胞体积	MCV	82~97	fL
红细胞压积	HCT	35.0~45.0	%
平均红细胞血红蛋白含量	MCH	27.0~34.0	pg
平均红细胞血红蛋白浓度	MCHC	316~354	g/L
血红蛋白	Hb	110~170	g/L
血小板	PLT	100~300	$\times 10^9$/L
网织红细胞百分比	Ret%	0.5~1.5	%
尿比重	SG	1.015~1.025	
尿酸碱度	pH	5.5~6.5	
尿胆原	UBG	3.2~16	μmol/L
尿胆红素	BIL	阴性	
尿蛋白	Pro	阴性	
尿潜血	BLD	阴性	
钠	Na^+	135.0~145.0	mmol/L
钾	K^+	3.5~5.3	mmol/L
氯	Cl^-	96.0~110.0	mmol/L
钙	Ca^{2+}	2.0~2.7	mmol/L
血糖	GLU	3.3~6.1	mmol/L
二氧化碳结合力	CO_2CP	23.0~31.0	mmol/L
尿素	BUN	1.8~7.1	mmol/L
肌酐	CRE	44~115	μmol/L
谷丙转氨酶	ALT	0~40	U/L
谷草转氨酶	AST	0~40	U/L
总蛋白	TP	65~80	g/L
白蛋白	ALB	35~55	g/L

续表

中文名字	简称	正常值	单位
白蛋白/球蛋白	A/G	1.5~2.5	
转肽酶	GGT	0~60	U/L
碱性磷酸酶	ALP	45~132	U/L
总胆红素	T-Bil	1.7~25.7	μmol/L
结合胆红素	D-Bil	1.7~6.8	μmol/L
尿酸	UA	89~363	μmol/L
胆固醇	CHO	2.9~6.5	mmol/L
高密度脂蛋白胆固醇	HDL-C	1.0~2.2	mmol/L
低密度脂蛋白胆固醇	LDL-C	1.9~3.5	mmol/L
三酰甘油	TG	0.45~1.7	mmol/L
肌酸激酶	CK	24~200	U/L
乳酸脱氢酶	LDH	114~240	U/L
α-羟丁酸脱氢酶	α-HDH	95~270	U/L
磷	P	0.80~1.45	mmol/L
镁	Mg^{2+}	0.70~1.05	mmol/L
凝血酶原时间	PT	10~13	s
凝血酶原活动度	PTA	70~140	%
凝血酶原国际标准化比率	INR	0.8~1.2	
纤维蛋白原	FIB	200~400	mg/dl
活化的部分凝血活酶时间	APTT	25.4~38.4	s
纤维蛋白降解产物	FDP	0~5	μg/ml
D-二聚体	D-Dimer	0~250	ng/ml
肌酸激酶同工酶 MB	CK-MB	0~4.3	ng/ml
肌红蛋白	MYO	0~107	ng/ml
肌钙蛋白 I	cTnI	0~0.034	ng/ml
促甲状腺素	TSH	0.35~5.5	μIU/ml
游离三碘甲状腺原氨酸	FT_3	3.5~6.5	pmol/L
游离甲状腺素	FT_4	11.45~23.17	pmol/L
三碘甲状腺原氨酸	T_3	60~180	ng/ml
甲状腺素	T_4	3.2~12.6	μg/dl
抗甲状腺过氧化物酶抗体	TPO-Ab	0~60	IU/ml
抗甲状腺球蛋白抗体	TG-Ab	0~60	IU/ml
血 pH	pH	7.35~7.45	
二氧化碳分压	PCO_2	35~45	mmHg
血氧分压	PO_2	95~100	mmHg
血氧饱和度	SaO_2	95~98	%
标准碳酸氢盐	SB	22~27	mmol/L

续表

中文名字	简称	正常值	单位
实际碳酸氢盐	AB	22~27	mmol/L
剩余碱	BE	0±2.3	mmol/L
乳酸	Lac	0.5~1.7	mmol/L
阴离子间隙	AG	8~16	mmol/L
抗内皮细胞抗体		阴性	
抗中性粒细胞胞质抗体-MPO	c-ANCA	0~20	RU/ml
抗中性粒细胞胞质抗体-PR3	p-ANCA	0~20	RU/ml
线粒体抗体 IgG M_2	M_2	阴性	
线粒体抗体 IgG M_4	M_4	阴性	
线粒体抗体 IgG M_9	M_9	阴性	
抗 ENA 抗体-Sm	Sm	阴性	
抗 ENA 抗体-SSB	SSB	阴性	
抗 ENA 抗体-SSA	SSA	阴性	
抗 ENA 抗体-RNP	RNP	阴性	
抗 GBM 抗体		阴性	
抗核抗体	ANA	阴性	
抗双链 DNA	dsDNA	阴性	
快速红斑狼疮因子	DNP	阴性	
抗线粒体 2 型抗体		阴性	
抗肝肾微粒体(LKM-1)抗体		阴性	
抗肝细胞溶质抗原(LC-1)抗体		阴性	
抗可溶性肝抗原/肝胰原抗体		阴性	
抗心磷脂抗体	ACL	0~12	RU/ml
免疫球蛋白 A	IgA	0.68~3.78	g/L
免疫球蛋白 G	IgG	6.94~16.18	g/L
免疫球蛋白 M	IgM	0.60~2.63	g/L
补体 C_3	C_3	0.88~2.01	g/L
补体 C_4	C_4	0.16~0.47	g/L
C 反应蛋白	CRP	<7.9	mg/L
类风湿因子	RF	0~30	IU/ml
抗链球菌溶血素	ASO	0~200	IU/ml
总铁结合力	TIBC	37.6~69.8	μmol/L
铁	Fe	8.95~30.3	μmol/L
不饱和铁		31~51	μmol/L
铁蛋白	FERR	13~400	ng/ml
维生素 B_{12}	VB_{12}	240~900	pg/ml
叶酸	FOL	4.2~19.9	ng/ml

续表

中文名字	简称	正常值	单位
神经元烯醇化酶	NSE	0~15.2	ng/ml
甲胎蛋白	AFP	0~25	ng/ml
CA125	CA125	0~35	U/ml
前列腺特异抗原	PSA	0~4	ng/ml
癌胚抗原	CEA	0~10	ng/ml
CA19-9	CA19-9	0~37	kU/L
CYFRA21-1	CYFRA21-1	0.1~3.3	ng/ml
动态红细胞沉降率	ESR	男:0~15,女:0~20	mm/H
血氨	BA	<60	μmol/L
血渗透压		280~310	mmol/L
左心室射血分数	LVEF	54~80	%
B 型尿钠肽	BNP	0~100	pg/ml
氨基末端前体 B 型尿钠肽	NT-ProBNP	0~125	pg/ml
骨特异性碱性磷酸酶	BAP	成年男性 8.0~16.6 女性绝经前 5.8~11.6 女性绝经后 8.5~17.9	μg/L
25 羟维生素 D	25(OH)D	47.70~144.00	nmol/L
抗酒石酸酸性磷酸酶	TRAP	健康成年男性 2.18~3.94 健康绝经前女性 1.81~3.37 健康绝经后女性 2.34~4.04 健康老年男性 12.59~4.03	U/L
骨钙素	BGP	成年男性 9.6~40.8 女性绝经前 8.4~33.9 女性绝经后 12.8~55.0	ng/ml
尿微量白蛋白/肌酐	ACR	0~26	mg/g
24h 尿蛋白		0.03~0.14	g/d
降钙素原	PCT		μg/ml
血淀粉酶	AMY	0~220	U/L
全段甲状旁腺素	PTH	15~88	pg/ml
血 κ 轻链		400~1681	mg/dl
血 λ 轻链		313~723	mg/dl
尿 β_2 微球蛋白		<370	μg/L
尿视黄醇结合蛋白		<0.7	mg/L
尿 N-乙酰 β-D 氨基葡萄糖苷酶定量		<12	U/L
血 β_2 微球蛋白		1.0~3.0	mg/L
肾素(立)		0.33~5.15	ng/(ml·h)
肾素(卧)		0.07~1.51	ng/(ml·h)
血管紧张素(立)		19.0~115.0	pg/ml

续表

中文名字	简称	正常值	单位
血管紧张素(卧)		15.0~97.0	pg/ml
醛固酮(立)		65.20~295.70	pg/ml
醛固酮(卧)		60.0~173.90	pg/ml
24 小时尿 K^+		25.00~100.00	mmol/d
24 小时尿 Na^+		130.0~260.0	mmol/d
24 小时尿 Cl^-		170.0~250.0	mmol/d
血渗透压		275~305	mmol/kg
促肾上腺皮质激素(0am)	ACTH	0.00~10.20	pmol/L
促肾上腺皮质激素(8:00am)		5.1~18.9	pmol/L
促肾上腺皮质激素(4:00pm)		4.7~16.2	pmol/L
去甲肾上腺素	NE	0~120	ng/ml
肾上腺素	Adr	0~15.0	ng/ml
多巴胺	DA	0~200	ng/ml
皮质醇(0am)		0~6.0	μg/dl
皮质醇(8:00am)		6.7~21.5	μg/dl
皮质醇(4:00pm)		3.6~12.5	μg/dl